Dᴿ ROBERT

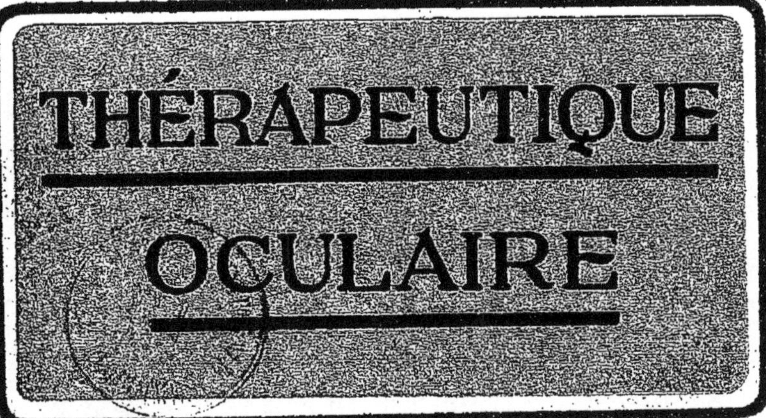

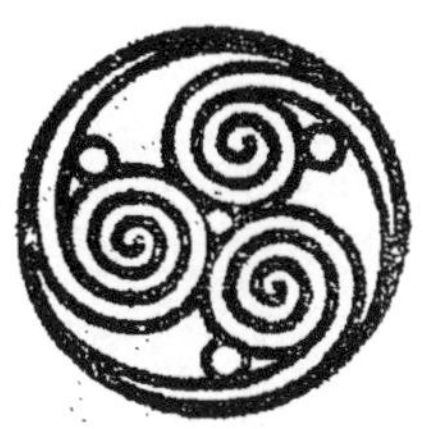

MASSON & Cⁱᵉ EDITEURS
LIBRAIRES DE L'ACADEMIE DE MEDECINE
=120. Bᵈ Sᵗ GERMAIN=PARIS VIᵉ

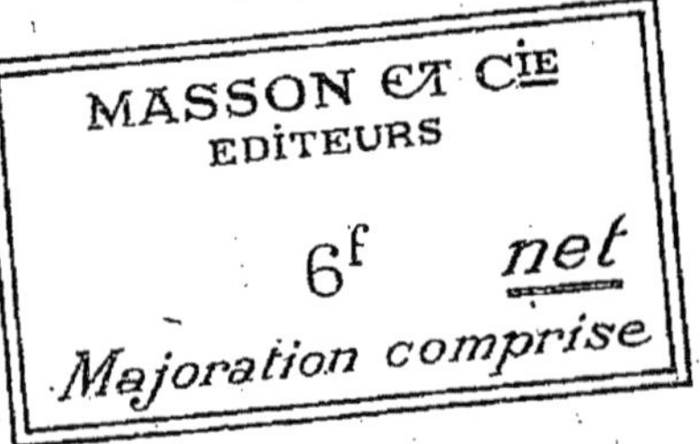
MASSON ET CIE
EDITEURS
6ᶠ net
Majoration comprise

Thérapeutique oculaire

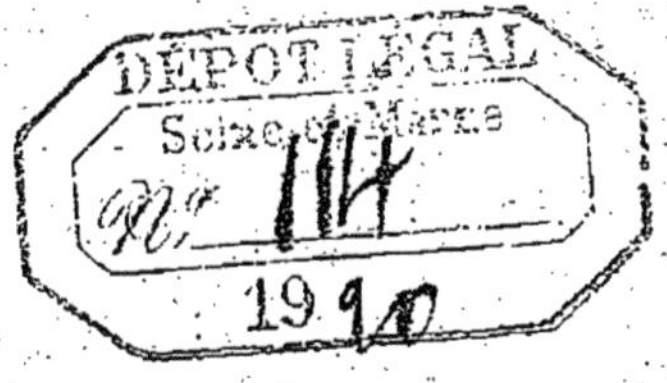

Thérapeutique oculaire

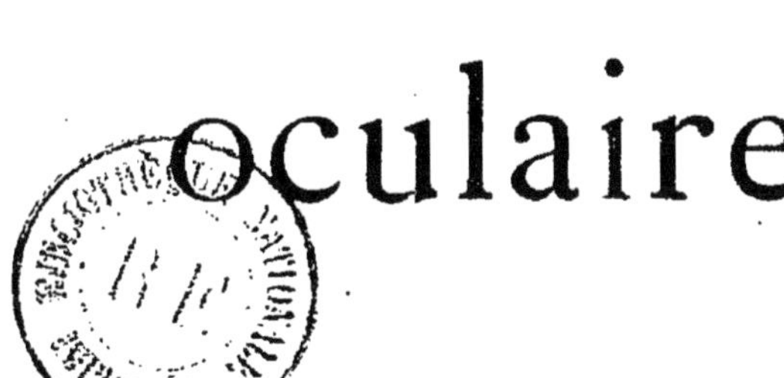

PAR

Le Dr Georges ROBERT

Ancien assistant de la Clinique Nationale des Quinze-Vingts,
Ancien élève de l'Institut Pasteur.

PRÉFACE DU Dr KALT

MASSON ET Cie, ÉDITEURS

LIBRAIRES DE L'ACADÉMIE DE MÉDECINE

120, BOULEV. SAINT-GERMAIN, PARIS — VIe.

1920

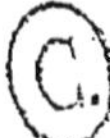

PRÉFACE

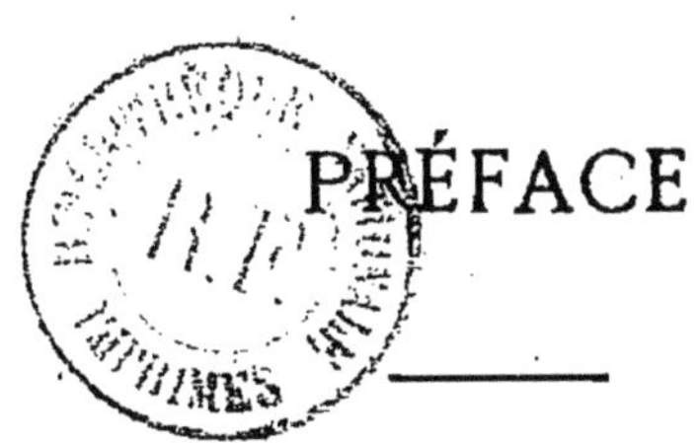

Voici un petit traité de thérapeutique oculaire qui rendra bien des services aux praticiens isolés tenus de donner les premiers soins, et souvent de traiter sans l'assistance d'un spécialiste les cas si variés de maladies oculaires. L'auteur a voulu être éclectique. A côté des moyens thérapeutiques qui ont ses préférences, il a voulu exposer les résultats obtenus par des voies différentes, et on sait que dans les maladies chroniques surtout, de cause obscure, l'empirisme ne saurait être dédaigné.

Les symptômes principaux sont clairement exposés et les indications bien déduites. A propos de chaque affection les complications sont envisagées et le pronostic pourra être établi dans la mesure du possible même par un médecin non expérimenté.

Enfin les indications opératoires sont discutées. Muni de ces renseignements, le praticien n'hésitera pas à appeler à son secours, le cas échéant, le spécialiste compétent et ce sera la meilleure garantie pour le malade.

L'auteur a acquis, pendant les années qu'il a passées dans mon service des Quinze-Vingts, une expérience considérable. Il a voulu en faire profiter ses confrères. Son livre sera utile à tous les médecins et les spécialistes eux-mêmes trouveront à glaner au cours de ces pages des renseignements qui les intéresseront.

KALT.

INTRODUCTION

Mon désir, en entreprenant ce travail, a été de condenser en quelques articles les parties importantes de la thérapeutique oculaire. J'ai cherché à les grouper en un ouvrage concis, capable de servir de guide pour la pratique courante et néanmoins suffisamment complet pour permettre, en présence des cas difficiles, de se renseigner rapidement sur les moyens employés en semblable circonstance.

Je n'ai pas la prétention d'avoir traité à fond la question. J'ai surtout cherché des moyens précis et pratiques, glanant de-ci de-là les documents qui me paraissaient originaux et dignes d'intérêt. Je prie les auteurs que j'aurais involontairement omis de citer de vouloir bien m'excuser. Les sources auxquelles je me suis adressé sont multiples et il m'eût été impossible de mentionner tous ceux que j'ai mis à contribution.

La question chirurgicale proprement dite n'a pas été abordée, car les livres où elle est traitée d'une façon complète ne manquent pas et il me semblait surtout utile d'envisager la thérapeutique médicale de l'ophtalmologie. Dans le domaine des opérations, je n'ai considéré que les précautions destinées soit à faciliter, soit à mener à bonne fin l'acte chirurgical en l'entourant de toutes les mesures propres à en écarter les complications.

J'ai parlé tout d'abord des traitements classiques, signalé les modifications que ces traitements ont subies entre les mains des différents auteurs, cherché à mettre en face des cas difficiles les méthodes préconisées pour y remédier. J'ai enfin signalé quelques médications employées à titre exceptionnel dans des circonstances particulièrement graves.

Puisse cet ouvrage rendre service à quelques-uns, en facilitant leurs recherches, en leur permettant, sans perdre de temps, de se documenter et de varier leur thérapeutique.

L'ouvrage comprend 14 chapitres envisageant

le traitement des principales maladies des yeux suivant leurs différentes modalités.

Les questions traitées sont :

Les conjonctivites.
Les kéralites.
Les opacités de la cornée.
Les sclérites.
Les blépharites.
Les maladies des voies lacrymales.
Les irilis.
Les cataractes.
Le glaucome.
Les plaies de l'œil.
Les lésions intra-oculaires.
Le décollement de la réline.
Les lésions nerveuses portant sur l'appareil de la vision.
Plusieurs méthodes d'anesthésie locale.

Avant d'aborder cette étude, je crois devoir donner quelques indications d'ordre général qui ne trouveraient pas leur place plus particulièrement dans tel ou tel chapitre .

Il est bon de ne faire d'interventions chirurgicales qu'à froid chez les syphilitiques et surtout après un traitement spécifique énergique et prolongé, tout particulièrement en cas d'opérations sur le globe oculaire, sous peine d'accidents sérieux.

Se rappeler qu'il y a parfois des phénomènes d'idiosyncrasie pour certains médicaments tels que la cocaïne, l'iodoforme, etc., et qu'il est bon de tâter la susceptibilité des malades avant de prescrire ces substances à forte dose ; se rappeler aussi que les muqueuses et les microbes s'habituent vite au contact de beaucoup d'agents thérapeutiques et qu'il est bon de varier fréquemment les moyens d'action.

Docteur Georges Robert.

Vincennes.

Thérapeutique oculaire

TRAITEMENT DES CONJONCTIVITES

Par suite de sa situation, la conjonctive se trouve tout spécialement exposée aux influences extérieures, à la chaleur, au froid, aux poussières, aux traumatismes, aux vapeurs irritantes. Elle réagit lorsque se produisent des infections de voisinage, soit oculaires, soit palpébrales, soit lacrymales. Les infections nasales constituent souvent pour elle un foyer de contamination. Ses culs-de-sac recèlent parfois des corps étrangers, et leur exploration doit être faite minutieusement. Elle réagit également lorsque la réfraction est défectueuse; souvent le port de verres appropriés suffit à faire disparaître une irritation chronique qui n'avait cédé sous l'influence d'aucun médicament.

Les conjonctivites d'origine mécanique dues au contact de vapeurs irritantes, au séjour dans un milieu mal aéré, à l'exposition prolongée au vent ou à la poussière, ou à la présence de corps étrangers, doivent être traitées tout d'abord par la suppression de la cause qui leur a donné naissance : ablation des corps étrangers, protection au moyen de lunettes si l'on doit continuer à se trouver dans des conditions défectueuses. Comme adjuvants, on emploiera des lavages avec des solutions non irritantes telles que des solutions salées ou boriquées. Les compresses chaudes ont un pouvoir décongestionnant très marqué. Enfin, l'examen de la réfraction permettra de se rendre compte s'il est nécessaire de prescrire des verres.

Le second groupe comprend les *conjonctivites avec sécrétion* dont les unes sont provoquées par des microbes connus que l'on peut retrouver au microscope, les autres dans lesquelles on n'a pu découvrir jusqu'ici aucun micro-organisme spécifique. Enfin il existe une troisième catégorie : les *conjonctivites avec néoformations.*

Nous envisagerons tout d'abord un traitement qui puisse convenir à ces différentes formes, puis nous indiquerons les médications spéciales à chacune d'elles.

Indications générales.

Lorsqu'il existe de la sécrétion, sauf lorsque la cornée est ulcérée (et ce n'est pas toujours une contre-indication), on ne doit pas faire porter de bandeau, afin de ne pas enfermer le pus et créer une macération ou des infections secondaires qui aggraveraient les lésions primitives. Des compresses humides antiseptiques fréquemment renouvelées pourront être placées sur les paupières fermées lorsque la suppuration devient trop abondante et que le pus coule sur la joue.

Protéger l'œil contre l'air extérieur par des lunettes coquilles plus ou moins teintées (fumées ou jaunes).

Débarrasser la conjonctive des sécrétions à l'aide de lavages avec des solutions isotoniques ou faiblement antiseptiques.

Le *nitrate d'argent* en solutions diluées (1/300) peut être employé dans la plupart des cas. Son action est particulièrement active lorsqu'on l'applique sur les paupières retournées. Les lésions de la cornée constituent, pour certains auteurs, une contre-indication à son usage.

L'*argyrol*, moins irritant que le nitrate, peut être également prescrit dans presque tous les cas, lorsque la cornée est indemne. Terson l'emploie même lorsqu'il existe des lésions de cette dernière.

Le *cyanure de mercure* à la dose de 0,05/300 ou 500 en lavages répétés plusieurs fois par jour, de même que les solutions boriquées, agissent par action mécanique, et grâce à leur action antiseptique légère.

Mode d'emploi du nitrate d'argent :

Le nitrate d'argent ou les sels similaires étant très souvent prescrits dans le traitement des différentes conjonctivites, il est utile de donner quelques indications complémentaires sur leur emploi.

Il est préférable, sauf dans les cas où il faut agir vite et d'une façon intensive, de tâter la susceptibilité individuelle avec des solutions faibles : à 1/300 (Kalt), à 1/200 (Nerli). D'après ces auteurs, ces solutions seraient suffisantes dans la grande majorité des cas. On réserverait celles plus concentrées pour certaines affections à allure grave.

En principe, les attouchements au nitrate d'argent doivent être suivis immédiatement d'une neutralisation à l'eau salée ou de l'instillation de chlorhydrate de cocaïne qui agit à la fois en neutralisant et en anesthésiant. On ne neutralise pas lorsqu'il s'agit d'une infection très violente et que l'on demande au médicament son maximum d'action.

Il est recommandé de graduer la force et la durée des attouchements suivant l'intensité de la maladie et le résultat que l'on veut obtenir ; ne pas, autant que possible, faire suivre ces applications du port d'un bandeau, et éviter de les prescrire le soir avant le coucher, car, les paupières étant fermées, l'action du médicament risque d'être trop active. Éviter également de faire un pansement à l'iodoforme après cautérisation au nitrate, le contact de ces deux médicaments donnant lieu à une action irritante des plus vives.

Il est bon de ne pas laisser l'emploi du nitrate aux malades. Son application doit être faite par le médecin lui-même ou par un aide expérimenté. Le remplacer au besoin par l'argyrol qui ne présente pas les mêmes inconvénients et peut être mis entre toutes les mains. Il faut se souvenir que l'usage prolongé du nitrate et des autres sels d'argent peut produire, à la longue, une coloration brunâtre, persistante, connue sous le nom d'argyrose, et qu'il faut prévenir les malades des inconvénients d'un traitement trop prolongé. Il est prudent de fixer un terme à l'usage de ces médicaments qui, sans cela, risqueraient d'être indéfiniment utilisés (en particulier l'argyrol, en raison de son emploi tout à fait indolore).

Il faut également, dans certains cas, changer fréquemment les médications dont l'action finit par s'atténuer, soit que l'organisme réagisse moins activement, soit qu'il se produise une accoutumance de la part des agents infectieux. Il est d'ailleurs bon, au point de vue de la clientèle, de varier souvent la thérapeutique, sous peine de voir les formules généralement employées tomber dans le domaine public.

TRAITEMENT DES DIFFÉRENTES ESPÈCES DE CONJONCTIVITES

Les conjonctivites à sécrétion peu abondante, caractérisées surtout par une légère rougeur, quelques filaments épars ou agglomérés à l'angle interne de l'œil avec un peu de larmoiement, de photophobie, avec sensation de graviers, cils collés au réveil, peuvent être traitées de la façon suivante :

Si l'examen bactériologique est négatif, ou si l'on ne dispose pas d'un microscope, on peut employer le cyanure de mercure à la dose de 0,05/300 ou de 0,10/1000, la première étant généralement bien supportée. Prescrire des lavages avec cette solution plusieurs fois par jour.

L'argyrol très en vogue, non douloureux, beaucoup moins actif que le nitrate d'argent, peut être prescrit à la dose de 0,20 à 0,30 pour 10 grammes d'eau distillée. Le titre de la solution peut être porté à 1 ou 2 grammes d'argyrol pour 10 grammes d'eau (solution forte).

Certains auteurs recommandent l'eau d'Alibour étendue (une cuillerée à café pour une tasse d'eau bouillie). On peut également se servir du collyre :

Sulfate de zinc	0 ^{gr} 10
Chlorhydrate d'ammoniaque .	0 ^{gr} 02
Camphre ⎫ ââ . . . . Safran ⎭	0 ^{gr} 01
Eau distillée bouillie	10 grammes.

Instiller matin et soir une goutte dans l'œil malade.

Si la suppuration devient moins forte, diminuer la dose de chlorhydrate d'ammoniaque et de sulfate de zinc.

Les autres conjonctivites dont le microscope permet de découvrir les agents déterminants, seront traitées de la façon suivante :

Les conjonctivites catarrhales aiguës (à bacilles de Weeks) épidémiques, de nature très contagieuse, réclament des attouchements au nitrate à 1 o/o et même à 1/50 dans les cas sérieux. Si l'affection est légère, employer l'argyrol en instillations, deux ou trois fois par jour, jusqu'à guérison ; faire, dans l'intervalle, des lavages avec de la ouate hydrophile imbibée de solution salée physiologique ou d'eau boriquée.

Les conjonctivites subaiguës (à diplobacilles), à allure traînante, sans manifestations vives, cèdent en général assez rapidement à la suite du traitement par le sulfate de zinc. Ce médicament a l'inconvénient d'être assez douloureux.

Pour obtenir une action rapide et certaine, prescrire :

Sulfate de zinc . . . .   0 ^{gr} 25
Eau distillée . . . .   10 grammes.

une goutte matin et soir dans les deux yeux pendant 8 jours consécutifs. Continuer le traitement en employant des solutions moins concentrées lorsque le malade semble guéri, pour éviter les récidives. Les lésions palpébrales que l'on rencontre souvent parallèlement seront traitées par des pommades à l'ichtyol (voir traitement des blépharites).

Il est bon, si l'on ne veut pas de déboires dans le traitement de cette affection, de se méfier de la pusillanimité de certains malades et de n'employer, au début, que des solutions plus faibles à 1/200 par exemple, ou d'ajouter de la cocaïne, de la stovaïne ou de la novacaïne. La guérison sera un peu moins rapide avec des solutions faibles, mais sera quand même obtenue si la maladie n'est pas trop ancienne et ne présente pas une allure trop violente. D'ailleurs quelques auteurs recommandent de n'utiliser que les solutions faibles. On peut remplacer la cocaïne, si l'on craint la desquammation de la cornée, ou la dilatation de la pupille dans les cas de glaucome, par l'adjonction d'eau de laurier-cerise (10 gouttes pour 10 centimètres cubes), ou employer les formules suivantes :

Sulfate de zinc . . . .   0 ^{gr} 10
Laudanum de Sydenham . . .   cinq gouttes.
Eau distillée. . . . .   10 grammes.

ou bien :

Sulfate de zinc . . . .   0 ^{gr} 10
Extrait thébaïque. . . . . . .   cinq gouttes.
Eau distillée . . . .   10 grammes.

Les conjonctivites à pneumocoques, surtout fréquentes chez les enfants, et quelquefois caractérisées par une mince fausse membrane, sont également justiciables de sulfate de zinc. Il en est de même de la conjonctivite grippale.

Conjonctivite grippale :

Traitement d'après Galezowski.

1° traitement général.

2° traitement local :

Lotions chaudes sur les paupières et douches d'eau phéniquée pulvérisée.

Mettre entre les paupières, 3 fois par jour, la pommade :

Vaseline blanche . . . . . 8 grammes.
Lanoline 2   —
Chlorhydrate de cocaïne.   quinze centigrammes.
Calomel à la vapeur. . .   dix centigrammes.

Pour décongestionner l'œil, employer, 2 fois par jour, la pommade :

Chlorhydrate d'adrénaline.   dix centigrammes.
Clorhydrate de cocaïne. .   cinq centigrammes.
Eau distillée . . . .   10 grammes.
Nitrate de pilocarpine . .   quinze centigrammes.

Pulvérisations d'eau phéniquée faible, 3 fois par jour.

Quelques conjonctivites prennent une allure chronique. Les examens bactériologiques ne donnent aucune indication sur la nature exacte de la maladie, les médicaments n'ont qu'une action très limitée, souvent très irrégulière, dans ces cas. Autant que possible ne pas employer de solutions irritantes. L'argyrol, les solutions très étendues de sulfate de zinc, à 1/200, 1/300, ou même 1/400, trouvent ici leur application ainsi que les lavages au borate de soude à 1 o/o, au carbonate de soude à 1/150 ou la solution suivante :

Sous-acétate de plomb . . . .   0 ^{gr} 40
Eau distillée bouillie . . . . .   150 grammes.

Se rappeler qu'il ne faut jamais employer le sous-acétate de plomb lorsqu'il existe des lésions cornéennes, car il se produirait des incrustations indélébiles.

Trousseau recommande tout particulièrement, dans les cas rebelles, l'hyposulfite de soude en solution à 5 o/o, non irritante ni toxique en lavages intrapalpébraux, compresses chaudes (4 ou 5 fois par jour pendant vingt minutes), irrigations.

Autres traitements pouvant être employés pour varier la thérapeutique : Eau oxygénée à 3 o/o contre les conjonctivites chroniques et pseudo-membraneuses (à employer avec prudence à cause de son action irritante lorsqu'elle est prolongée).

Pulvérisations chaudes d'eau boriquée, de cyanure, etc., solution :

Eau. . . . . 500 grammes.
Sublimé sans alcool. . . . cinq centigrammes.

employer froide, en lavages, 3 ou 4 fois par jour à l'intérieur des paupières (Trousseau), ou permanganate de potasse à 1/600. La solution de sublimé est quelquefois mal supportée.

Dans les cas de conjonctivite peu intense, lorsqu'il ne se produit pas d'amélioration au bout d'un certain temps, on peut avoir recours au collyre :

— 17 —

> Laudanum de Sydenham . . .   dix gouttes.
> Eau distillée . . . . . , . . .   3 grammes.

Ce collyre est très instable et ne doit être prescrit qu'en petite quantité :

Dans les cas de vascularisation peu intense mais ancienne, employer le collyre :

> Tanin pur. . . . .   0 ^{gr} 05
> Eau distillée . . . .   10 grammes.

on peut augmenter la dose de tanin jusqu'à 50 centigrammes. Les solutions de tanin se conservant mal, on peut les remplacer par des infusions de thé ou de noyer.

Contre l'état congestif de l'œil, il est quelquefois indiqué d'employer deux fois par jour la formule suivante :

> Chlorhydrate d'adrénaline à
>   1/1000. . . . .   un gramme.
> Chlorhydrate de cocaïne. .   cinq centigrammes.
> Eau distillée . . . .   10 grammes.

Ce collyre rend de grands services aux acteurs obligés de paraître en scène avec une conjonctivite.

CONJONCTIVITES A FORME GRAVE

Les conjonctivites à streptocoques comportent le traitement des voies lacrymales et l'emploi du nitrate d'argent à 1/5o.

Pour les conjonctivites diphtériques, employer le sérum, au moins 20 centimètres cubes le premier jour. Comme traitement local : solution boriquée ou sérum physiologique. Terson fait faire des instillations d'argyrol à 2/10, 5 ou 6 fois par jour et recommande d'éviter la glace et le bandeau compressif. Pommades à l'iodoforme, à l'ectogan, collargol, compresses chaudes, instillations de sérum. Traitement général : quinine, toniques, collargol en frictions.

CONJONCTIVITES PURULENTES

Traitement prophylactique : jus de citron, nitrate d'argent à 1/5o, chez l'enfant; éviter la contamination par les mains et les objets de pansement, protéger l'autre œil.

Traitement curatif : au début, lorsque la suppuration n'est pas établie, mettre des compresses d'eau bouillie froide, ou mieux, imbibées d'une solution d'ichtyol à 2 o/o; répéter les lavages des paupières toutes les 2 heures et les lavages intérieurs avec 2 ou 3oo grammes de solution de permanganate de potasse à 1/3ooo; éviter de blesser la cornée.

Au début, chez les enfants, Terson recommande d'employer l'argyrol à 1/20 qu'on peut porter à 2/10. Prendre garde à l'argyrose. Terson alterne l'argyrol et le nitrate de la façon suivante : instillation d'argyrol à 2/10 le matin vers 10 heures, l'après midi vers 4 heures. Instiller 2 fois par jour, le matin de bonne heure et tous les soirs, 3 ou 4 gouttes de nitrate d'argent à 1 o/o. Dans la nuit, 2 instillations d'argyrol à 2/10. Plus tard, réduire à une instillation de nitrate et à 3 ou 4 d'argyrol. Lavages au permanganate toutes les 24 heures et 3 fois par jour pommade à l'ectogan :

Ectogan . . . . 0 ^{gr} 20
Lanoline . . . . 6 grammes
Huile de vaseline. . . . . . . 4 —

Chez l'adulte, il fait faire des instillations d'argyrol à 2/10 toutes les 2 heures, nuit et jour, puis, avec une canule, 3 fois par jour, des irrigations avec permanganate de chaux ou de potasse à 1/1000 étendues de 1/2 à 1/3 d'eau. Il emploie en outre le nitrate d'argent à 1, 2 ou 3 o/o lorsque la suppuration est établie. Mettre à titre préventif dans l'œil sain, 2 fois par jour, du nitrate d'argent à 1 o/o ou de l'argyrol à 10 o/o

S'il ne se produit pas de complications, il est de règle de se servir de solutions non irritantes, puis de nitrate. Retourner les paupières, les assécher, les toucher avec une solution à 2 o/o jusqu'à coloration blanchâtre, ne pas neutraliser autant que possible, recommencer toutes les 24 heures, et, dans les cas graves, toutes les 12 heures. Dans l'intervalle : lavages, compresses froides ou glacées en permanence. Cesser les cautérisations lorsque la sécrétion a disparu.

Kalt emploie 2 à 4 fois par jour des lavages avec des canules spéciales de verre en forme d'entonnoir, qu'on introduit dans la cavité conjonctivale. Il prescrit :

```
Permanganate de potasse . .   20 grammes.
Eau distillée . . . . . . . . . 300      —
```

une cuillerée à soupe dans un litre d'eau. Se servir d'un bock à irrigations de deux litres, tenu à 25 centimètres au-dessus de la tête du sujet. Employer la solution tiède (25)°. Faire passer un litre de solution.

A la fin remplacer le nitrate par l'argyrol.

S'il se produit du chémosis, on peut faire des scarifications horizontales ; si l'œil est comprimé : fendre l'angle externe des paupières d'un coup de ciseau.

En cas de complications surtout cornéennes, le traitement varie suivant les auteurs : s'il y a desquammation de la cornée, se servir de compresses tièdes ou chaudes. S'il se produit une ulcération, la traiter suivant les moyens employés en cas d'ulcère de la cornée. Trousseau et Morax conseillent de continuer, malgré tout, les cautérisations par le nitrate; Valude le déconseille.

Lorsque dans le cours d'une conjonctivite purulente, il se produit de fausses membranes, Terrien conseille de césser les cautérisations et de les remplacer par des lavages, des applications chaudes, des pommades faibles, l'argyrol à 0,10 et 0,20 pour 100 ou en pommade :

Argyrol . . . . $0^{gr} 25$ à $0^{gr} 30$
Vaseline blanche, parfaite-
   ment neutre . . . . 10 grammes.

Certains auteurs recommandent comme traitements adjuvants en dehors du permanganate, le formol à 2/1000 ou le naphtol à 1/5000 (Valude).

Un autre mode d'administration du nitrate consiste à remplir les culs-de-sac avec une solution de 2,5 o/o, 2 fois par jour, puis avec une solution à 1 o/o.

Le bleu de méthylène donne également de bons résultats.

Morax dit qu'il n'a jamais constaté aucun inconvénient à commencer les cautérisations dès le début des symptômes, il n'est pas partisan des scarifications qu'il considère comme dangereuses.

CONJONCTIVITES AVEC NÉOFORMATIONS

Conjonctivites impétigineuses.

Porter des lunettes fumées ou jaunes, bandeau flottant pour jeunes enfants, faire couper les ongles ras afin d'éviter les grattages et la contamination des parties voisines, laver les yeux avec de l'eau boriquée ou une solution de cyanure à 0,05/300, toucher les paupières retournées avec une solution légère de nitrate d'argent, employer 2 fois par jour la pommade à l'oxyde jaune :

Oxyde jaune d'hydrargyre fraîchement préparé par voie humide . . . . 0 gr 10
Vaseline neutre } ââ . . . . . 5 grammes.
Lanoline

se méfier de sa préparation assez délicate. L'oxyde jaune devra être obtenu par voie humide et lavé à grande eau afin d'être débarrassé de ses impuretés.

Cette pommade a une action particulièrement favorable dans le traitement de la conjonctivite impétigineuse.

On peut la remplacer, en cas d'irritation, par la pommade au calomel :

> Calomel à la vapeur . . . .   o ᵍʳ 10
> Vaseline neutre . . . .   10 grammes.

Contre le blépharospasme, un collyre à la cocaïne à 1 o/o procure un soulagement momentané.

Cantonnet mentionne l'emploi du collargol en collyre :

> Collargol à petits grains . . . .   o ᵍʳ 25
> Eau distillée . . . .   10 grammes.

en instillations 2 ou 3 fois par jour.

Si l'inflammation est violente, ne pas prescrire de substance irritante, avoir plutôt recours à l'iodoforme :

> Iodoforme dissous dans l'éther .   o ᵍʳ 25
> Vaseline neutre . . . .   10 grammes.

Comme traitement général : 2 bains tièdes par semaine, frictions sèches. Prendre après les 2 principaux repas une cuillère à café de sirop iodotannique. Soigner les fosses nasales et les lésions de voisinage. Employer l'atropine en cas de lésions cornéennes. Au début de l'affection, employer plutôt la pommade au calomel moins irritante que celle à l'oxyde jaune à réserver pour plus tard, quand les phénomènes inflammatoires seront en voie de décroissance. Fuchs conseille de n'employer ces pommades qu'une fois par jour, mais continuer longtemps après guérison apparente. Les cesser s'il se produit de l'irritation de la cornée et ne les reprendre que lorsque l'ulcère est en voie de guérison. Les compresses d'eau chaude donnent de bons résultats lorsqu'il y a des ulcères à fond sale ou des inflammations cornéennes profondes ; les employer pendant une ou 2 heures, plusieurs fois par jour, éviter le bandeau contre le blépharospasme et agir par persuasion après cocaïne. Une douche générale d'eau fraiche donne souvent de bons résultats. Combattre par le massage l'œdème palpébral produit par le spasme de l'orbiculaire. Ginestous conseille l'emploi de la levure de bière à l'intérieur (4 grammes par jour pour les adultes, 2 grammes délayés dans un peu de lait pour les enfants).

Conjonctivite printanière.

Ne pas employer de substances irritantes, prescrire des applications froides, l'adrénaline associée ou non à la cocaïne. Fromaget recommande l'argyrol. On peut aussi se servir de sulfate de zinc, du borate de soude avec ou sans adrénaline, des lavages avec une solution d'acétate de plomb à 1 pour 500. Axenfeld recommande le massage avec la pommade à l'ichtyol (1 à 10 pour 100.) Contre les démangeaisons, on emploie l'acide acétique : une goutte dans 20 centimètres cubes d'eau et des compresses froides ou glacées. Séjour dans la montagne pendant la saison chaude.

Edward A. Shumway a employé avec succès la radiumthérapie dans un cas de conjonctivite printanière. Il se sert de tubes radifères avec lesquels il fait des applications répétées à travers les paupières supérieures pendant un quart d'heure.

Conjonctivite folliculaire.

Lotions boriquées chaudes, collyres au borax, à l'alun (au 40ᵉ), à la cocaïne, application sur les paupières de rondelles avec 5 ou 10 gouttes d'extrait de Saturne pour 100 grammes d'eau. Si l'inflammation est plus violente, employer le nitrate d'argent au 1 0/0 ou la formule suivante :

> Glycérine . . . . 10 grammes.
> Sulfate de cuivre. . . . . 0 ^{gr} 25

Terrien conseille de passer 2 ou 3 fois par semaine un cristal d'alun sur les granulations. On peut aussi se servir de la pommade à l'ichtyol ou à l'acétate de plomb (1 gramme pour 5).

Conjonctivite de Parinaud.

Thérapeutique peu efficace en raison de la profondeur des lésions. Prescrire le cyanure de mercure à 1/1000, la pommade iodoformée, applications chaudes sur les paupières et les ganglions enflammés; inciser ces derniers s'il y a menace de suppuration; faire prendre matin et soir un cachet de 0,25 de sulfate de quinine.

Conjonctivite granuleuse.

Traitement : 1° *général* : tonique, fortifiant, huile de foie de morue, vin iodé, bains sulfureux ou salés.

20 *local* : s'il n'y a pas de complications, faire des cautérisations sur les paupières retournées avec la solution :

Glycérine neutre . . . . 10 grammes.
Sulfate de cuivre . . . . 0 ^{gr} 75

s'arrêter dès production de teinte grisâtre. Cette opération étant douloureuse, employer la cocaïne et de grands lavages à l'eau froide après cautérisation. Répéter tous les jours ou tous les deux jours, mais attendre la disparition de l'inflammation. Si l'œil est irritable, faire des badigeonnages de la même façon avec du pétrole brut. Après cessation de l'irritation, reprendre la solution précédente ou la remplacer par :

Glycérine neutre . . . . 10 grammes.
Tanin 1   —

ou encore :

Eau . . . . 10 grammes.
Sublimé . . . . cinq centigrammes.

Hippel conseille de toucher les granulations avec du coton trempé dans une solution de sublimé à 1/100.

Costomieris emploie des massages de plus en plus prolongés avec l'acide borique.

Changer souvent de méthode. Entre les cautérisations, faire des lavages à l'acide borique, au cyanure de mercure à 1/2000. Solutions froides ou compresses 2 fois par jour pendant un quart d'heure.

S'il s'agit de granulations isolées, employer le crayon au sulfate de cuivre ou au nitrate d'argent mitigé, ou à l'alun.

Chaque crayon ne doit servir que pour un malade.

Si les granulations sont volumineuses : galvano, thermo-cautère, acide chromique, ciseaux, puis glycérolé de cuivre (1 de cuivre pour 10 ou 20 de glycérine).

Dans les cas de granulations sèches, faire des scarifications.

Lorsqu'il y a de la sécrétion purulente, faire des cautérisations avec le nitrate d'argent à 1 ou 2 0/0.

Pour abréger le traitement, on peut employer

l'expression ou l'écrasement des granulations (procédé de Knapp ou de Kuhnt).

Si le malade ne peut se soigner régulièrement, prescrire des lavages au sublimé à 1/5000 et des pommades :

Nitrate d'argent . . . . 0 ^{gr} 02
Vaseline neutre . . . . 5 grammes.

ou bien :

Huile de cade . . . . 0 ^{gr} 50
Vaseline neutre . . . . 5 grammes.

ou encore :

Sulfate de cuivre. . . . 0 ^{gr} 06
Vaseline neutre . . . . 5 grammes. (Trousseau)

Quand l'état s'est amélioré, espacer les cautérisations, ne jamais cesser brusquement, puis employer la solution :

Sulfate de cuivre . . . . 0 ^{gr} 20
Eau distillée . . . . 10 grammes.

Continuer le cuivre pendant des mois et même des années.

Complications : du côté de la cornée : employer la pommade à l'oxyde jaune de mercure ; s'il y a un pannus on peut faire la péritomie ou des cautérisations au galvano-cautère ; s'il se produit des ulcérations : compresses chaudes, sublimé à

1/10.000, cautérisations au galvano-cautère. S'il existe des cicatrices irritantes, avoir recours à la vaseline boriquée à 1 o/o. Si le cuivre est trop irritant, le remplacer momentanément par le crayon d'alun qu'on peut employer même en cas d'ulcération de la cornée, contrairement aux autres.

Modifications au traitement.

La formule du début peut être ainsi modifiée :

    Sulfate de cuivre . . .   o ^{gr} 20 à o ^{gr} 75
    Novocaïne. . . . . . .   quinze centigrammes.
    Glycérine . . . .   10 grammes.

Plus tard, massages une fois par semaine après cocaïnisation avec :

    Sulfate de cuivre . . . .   1 gramme.
    Acide borique   50   —

Masser jusqu'à suintement sanguin, puis lavages à l'eau bouillie.

On peut remplacer le sulfate de cuivre par le sublimé :

    Sublimé. . . . .   vingt centigrammes.
    Chlorure de sodium. . .   o ^{gr} 50
    Eau distillée. . . . . . .   10 grammes.

L'hermophényl en solution forte 1/10 paraît donner de bons résultats.

Si l'inflammation est trop intense, supprimer la substance irritante et remplacer par la pommade :

Iodoforme dissous dans l'éther.　o ^{gr} 30
Chlorhydrate de cocaïne. . . .　dix centigrammes.
Vaseline neutre . . . .　10 grammes

Lorsque la maladie remonte à quelques mois il faut modifier le traitement et employer le brossage, après anesthésie chloroformique, avec une brosse à dents à poils durs et une solution de sublimé à 1/500. Faire précéder cette opération de scarifications sur la muqueuse enroulée sur une pince de Kocher.

On peut aussi parfois avoir recours à l'électrolyse.

Dans les cas de trachome ancien, lorsque les granulations conjonctivales sont à peu près guéries et qu'il n'y a plus de sécrétion, on a employé le jéquirity appliqué en poudre ou en solution. De Wecker et Masselon préfèrent la poudre qu'ils appliquent avec un pinceau, sur les paupières retournées, en couche plus ou moins épaisse. De Lapersonne utilise une solution composée de 1 gramme de farine de jéquirity dans 100 grammes d'eau avec quelques gouttes de chloroforme et l'applique au moyen d'un tampon de coton après cocaïnisation.

Konkroff traite le trachome par infiltration de sulfate de cuivre. Après anesthésie de la conjonctive avec de la cocaïne à 2 o/o, et une injection sous-conjonctivale de 1/2 à 1 centimètre cube de cocaïne à 0,25 o/o ou d'acoïne en solution physiologique, l'auteur injecte dans le cul-de-sac, en injection sous-conjonctivale, 0,3 centimètres cubes de sulfate de cuivre à 0,25 ou 0,50 o/o. La solution forte s'emploie si l'on fait une injection dans un seul cul-de-sac, la plus faible si l'on en fait en même temps dans les deux. Une nouvelle injection est pratiquée au bout de quelques jours. lorsque la réaction de la précédente piqûre a disparu.

Le traitement complet, même prolongé, ne nécessiterait pas plus de 0,05 centigrammes et au maximum 0,10 de sulfate de cuivre, répartis sur quelques mois. Cette quantité aurait toujours été suffisante pour arrêter le processus granuleux sans autre traitement. On n'aurait constaté aucun trouble de la santé générale des malades, aucune intoxication du côté des différents organes.

Le Docteur Gérard de Lille vante l'action du naphtol camphré oxydé qui lui aurait donné un bon nombre de guérisons. En voici la technique :

Le point important est de protéger la cornée. Pour cela, on emploie un petit rectangle de toile vieille et fine, pliée en deux, dont on glisse le pli de flexion dans le cul-de-sac supérieur après avoir retourné la paupière. Avec la partie antérieure de cette toile qu'on relève et appuie sur la paupière retournée, on assèche la conjonctive tarsienne. Cette opération terminée, avec un pinceau fin on étale le naphtol camphré sur la muqueuse.

(Le naphtol camphré ne doit être employé qu'après quelques jours d'oxydation sous l'influence de l'air et de la lumière. On le prépare en chauffant doucement deux parties de camphre pour une partie de naphtol ; on filtre ensuite à l'abri de l'air et on laisse la combinaison dans un flacon de verre blanc jusqu'à consistance de sirop et coloration brun acajou.)

Une fois ce liquide appliqué sur la conjonctive palpébrale, on fait regarder le malade en haut, ce qui provoque la remise en place de la paupière supérieure qui vient recouvrir le linge, la séparant de la cornée et du globe oculaire. Le malade immobilise cette paupière en la comprimant avec son mouchoir. Les larmes enlèvent rapidement l'excès du médicament, et, au bout de 3 minutes environ, le linge peut être retiré sans danger pour la cornée.

La douleur est assez vive, mais dure peu. La sédation consécutive est très appréciable.

Ces cautérisations devront être exécutées, 2, ou

mieux 3 fois par semaine. En dehors d'elles, employer parallèlement des compresses tièdes de solution iodée (1 à 2 grammes de teinture d'iode pour 100 grammes d'eau distillée) appliquées au devant des paupières entr'ouvertes de 3 à 6 fois par jour. Y adjoindre un collyre au chlorure de zinc (au début 5 milligrammes de chlorure pour 10 grammes d'eau, à instiller 3 gouttes, le soir ; augmenter la dose de chlorure progressivement jusqu'à 15 milligrammes, et même, au bout d'un mois, jusqu'a 2 centigrammes : à instiller une à 2 gouttes le soir). Ce médicament renforce l'action du naphtol. Enfin, contre les poussées de larmoiement, appliquer 2 ou 3 fois par jour, des compresses chaudes avec une solution forte de sulfate de zinc (0,50 pour 100 grammes d'eau).

L'amélioration surviendrait toujours rapidement en moins d'un mois, et les guérisons seraient fréquentes. Il n'y aurait pas de cicatrices réelles comme avec les autres caustiques. Ce moyen réussirait surtout dans les formes aiguës. Dans les formes chroniques, continuer longtemps le traitement en employant en même temps le nitrate d'argent.

Avant de terminer l'étude des traitements employés contre les conjonctivites, il faut signaler le moyen préconisé par Darier pour hâter la disparition des ecchymoses sous-conjonctivales :

il conseille d'appliquer, le lendemain de leur apparition, un peu de dionine dans le sac conjonctival. Le chémosis qui se produit hâterait la résorption de l'hémorragie. On pourrait obtenir le même résultat en injectant sous la conjonctive une pleine seringue de sérum physiologique.

Enfin pour les cas de xérosis, contre la douleur, on emploiera avec succès des instillations de lait pur ou l'emploi de sel et de bicarbonate de soude (o,75 o/o de sel et 1 o /o de bicarbonate.)

TRAITEMENT HYDRO-MINÉRAL

Bien des affections nasales, naso-pharyngiennes, provoquent ou entretiennent des conjonctivites ou des kératites à répétition. On essaiera de les guérir à Luchon, au Mont-Dore, parfois à Salins du Jura.

Les conjonctives phlycténulaires, impétigineuses, les kératites des enfants scrofuleux seront soignées à Uriage, à la Bourboule, à Salins.

Les malades atteints de conjonctivites fort gênantes dues au rhume des foins, seront envoyés au Mont-Dore, et ceux qui souffrent de conjonctivites printanières végétantes, dont le retour annuel désespère le malade et son entourage, tireront profit d'un séjour à la Bourboule.

Tuberculose conjonctivale.

Axenfeld recommande des attouchements à l'acide lactique pur ou à 5o o/o en badigeonnages légers sur les paupières retournées et cocaïnisées, puis irrigations à l'eau. Éviter que la solution ne touche la cornée. Avant cette opération, gratter ou détruire les granulations existantes.

TRAITEMENT DES KÉRATITES

Les kératites peuvent être réparties en deux groupes : *les kératites superficielles*, avec ou sans tendance à l'ulcération, et *les kératites profondes* n'aboutissant presque jamais à la suppuration.

Les premières sont, en général, causées soit par une lésion nerveuse, soit par une infection de voisinage. Nous envisagerons surtout le traitement de la plus fréquente d'entre elles : l'ulcération de la cornée.

Les kératites profondes sont presque toujours des complications locales d'une maladie générale (syphilis, tuberculose, etc.), elles sont souvent de très longue durée.

Dans ces deux formes, l'iris et le corps ciliaire sont fréquemment intéressés secondairement, soit par les microbes eux-mêmes, soit surtout par les toxines qu'ils sécrètent. Les traitements des complications d'iritis ou de cyclite, l'hypertension qui peut en résulter, ont été étudiés en détail dans les chapitres concernant les iritis et le glaucome. Nous ne les rappellerons que pour mémoire. Il y aura lieu de se reporter à ces différents chapitres si l'on désire des renseignements plus précis.

TRAITEMENT
DES KÉRATITES SUPERFICIELLES

Les kératites superficielles débutent généralement soit par des soulèvements de l'épithélium cornéen qui se détache par place, soit par une infiltration superficielle aboutissant à un petit abcès et à une perte de substance créant un premier stade de l'ulcération. Elles résultent aussi fréquemment des plaies cornéennes, avec ou sans inclusion de corps étrangers, suivies d'infection.

Prises tout à fait au début, ces lésions peuvent facilement être arrêtées dans leur évolution. Il faut tout d'abord soigner les infections du voisinage (conjonctivales ou lacrymales), soit par des cautérisations au nitrate d'argent, soit par des instillations d'argyrol, de sulfate de zinc, etc., suivant la nature de l'agent qui peut être incriminé. D'après Terson, l'argyrol conviendrait aussi bien à une plaie de la cornée qu'à une cornée saine.

Les infections des voies lacrymales seront traitées par les lavages, les sondes, les interventions plus ou moins radicales sur le sac. Ne pas oublier la désinfection des fosses nasales qui sont souvent le point de départ des inflammations portant sur l'appareil de la vision.

Dans tous les cas, faire un nettoyage minutieux des culs-de-sac conjonctivaux avec du cyanure de mercure à 1/5000, du permanganate de potasse à 1/2000 ou du sublimé à 1/2000.

S'il y a des signes de réaction irienne, mettre de l'atropine à moins de contre-indication pour hypertension.

Employer les compresses chaudes, très chaudes même et très fréquentes, particulièrement lorsqu'il existe de la desquammation de la cornée. S'il se produit une ulcération légère, employer la pommade à l'iodoforme et mettre un bandeau, à moins de sécrétion (conjonctivale ou autre) qui serait une contre-indication. Dans les autres formes, prescrire des lunettes coquilles noires ou jaunes.

Traitement de l'ulcère de la cornée.

Lorsqu'on n'est pas arrivé à enrayer l'infection par les moyens signalés plus haut, les lésions du début aboutissent à une ulcération de la cornée. Cette ulcération peut être plus ou moins profonde, à tendance au développement rapide ou bien présentant une marche lente et torpide. Sauf quelques modifications nécessitées par les formes particulières, il existe un traitement type qu'on peut employer dans tous les cas.

Tout d'abord, il faut mettre l'œil à l'abri de l'air, en raison de la photophobie, résultant de la douleur provoquée par le contact du froid sur les extrémités nerveuses dénudées. Puis il est bon de mettre cet œil à l'état de repos pour prévenir les complications qui pourraient se produire dans l'iris ou le corps ciliaire.

La première indication est remplie par le port d'un bandeau ou de lunettes coquilles.

Le bandeau avec pansement sec doit être préféré et n'est contre-indiqué que lorsqu'il existe des sécrétions conjonctivales ou lacrymales qui pourraient aggraver l'état de l'ulcération. Il est également fréquemment contre-indiqué chez les jeunes enfants sur lesquels il peut difficilement être maintenu. *Il vaut mieux pas de bandeau qu'un bandeau mal placé.*

Le bandeau doit être simplement protecteur au début. Lorsque le fond de l'ulcère est mince, qu'il y a menace de perforation, il doit être légèrement compressif. Lorsqu'il y a perforation, il doit être compressif et longtemps maintenu.

Le repos de l'œil est obtenu par les mydriatiques à dose plus ou moins forte ou répétée, suivant la dilatation de l'iris et sa persistance. Il est bien entendu que l'atropine doit céder le pas aux miotiques s'il se produisait de l'hypertension. Elle aurait, d'après Terson, une influence défavorable sur l'évolution de certains ulcères. Il faut donc en surveiller l'emploi.

Enfin, contre l'infection, en outre des moyens signalés plus haut, on a recours aux désinfectants tels que l'iodoforme en pommade :

Iodoforme dissous dans l'éther.   o ^{gr} 25
Vaseline neutre. . . . .   10 grammes.

(ne pas employer l'huile de vaseline avec l'iodoforme, car elle dissout cette substance et met l'iode en liberté). On peut remplacer l'iodoforme par l'ectogan.

Il est bon de faire précéder cette application de pommade de lavages avec du cyanure de mercure, du permanganate, du sublimé ainsi que cela a été dit plus haut. Éviter la cocaïne et l'adrénaline qui agissent défavorablement sur la marche de l'ulcération. La dionine, au contraire, aurait une action favorable et hâterait la cicatrisation.

Chez les jeunes enfants, l'atropine peut être prescrite en pommade :

Sulfate neutre d'atropine.   quatre milligrammes.
Vaseline neutre. . . . . . .   2 ^{gr} 50

à mettre gros comme un pois, une fois par jour.

Les compresses chaudes seront un adjuvant précieux. Axenfeld conseille, pour les ulcères torpides, des cataplasmes très chauds répétés deux fois par jour.

Ces moyens suffisent souvent dans les cas légers.

Certains ulcères présentent, dès le début, des caractères de gravité, une extension progressive et rapide, qui nécessitent l'emploi de moyens plus énergiques. On peut s'adresser à des médicaments plus actifs, aux agents physiques (chaleur et cautérisation), aux interventions chirurgicales.

Le bleu de méthylène, en solution étendue ou concentrée (au 1/1000 ou au 1/100), instillé deux fois par jour modifie souvent, d'une façon très favorable, la nature et la marche de l'ulcération. On prescrira le collyre suivant :

> Bleu de méthylène 6 B, chimiquement pur . . . .   0 gr 01
> Eau distillée . . . .   10 grammes.

à instiller 2 à 3 gouttes, trois fois par jour.

Lorsque la présence de diplobacilles aura été constatée, on pourra utiliser, avec beaucoup de prudence, le sulfate de zinc en collyre, ou bien faire chaque jour des attouchements, après cocaïnisation sur l'œil asséché, avec la solution :

Sulfate de zinc . . . . o gr 50
Eau . . . . 2 gr 50

Pour Terson le sulfate de zinc aggraverait les affections de la cornée. Il préconise l'énésol en instillations (une ampoule par jour) ou l'argyrol à 2/10 5 ou 6 fois par jour.

S'il s'agit de gonocoques, on pourra avoir recours au sérum de Nicolle. De même, le sérum antipneumococcique sera indiqué lorsqu'il y aura présence de pneumocoques.

On peut cautériser l'ulcération en la touchant avec de la teinture d'iode dédoublée ou avec le bout d'une sonde entourée de ouate trempée dans l'acide phénique que l'on fait fondre à une chaleur modérée. Toucher le foyer d'infection jusqu'à formation d'escarre blanchâtre. L'eau oxygénée à 1 ou 3 o/o a également été conseillée, mais on ne doit pas en prolonger l'emploi à cause de l'irritation provoquée.

Terrien fait des cautérisations directes avec un tampon trempé dans de la teinture d'iode fraîchement préparée qu'on laisse évaporer auparavant. Il est bon d'y ajouter une quantité égale de teinture d'arnica qui rend la solution moins douloureuse.

Arnold Lawson utilise le sulfate de quinine de la façon suivante : il en dissout dans une faible quantité d'acide sulfurique juste suffisante, l'emploie en solution à 1 o/o. Il fait baigner les yeux dans cette solution pendant 5 minutes, 4 ou 5 fois par jour, puis fait faire une irrigation prolongée. Ce traitement peu douloureux donnerait souvent des résultats remarquables dans les cas rebelles.

On peut employer des bains d'œil avec une solution d'ichtyol à 1/2 o/o.

Pour les *ulcères à hypopion*, de Lapersonne recommande le collyre au collargol à 5 o/o, 2 ou 3 fois par jour. En même temps, on peut faire des frictions avec la pommade à 15 o/o, à base de graisse et non de vaseline qui ne se résorbe pas. Faire ces frictions pendant 15 à 20 minutes, chaque fois.

On a préconisé les injections sous-conjonctivales de sublimé à 1/1000, mais elles sont douloureuses et souvent mal supportées ; on peut les remplacer par les injections de bleu de méthylène à 1/1000 ou 1/2000 (Rollet) et même par des solutions plus concentrées. Sachselber utilise des solutions de cyanure de mercure à 1/1000.

Pour les *ulcérations récidivantes*, se servir de la pommade à l'orthoforme à 10 o/o, au xéroforme à 2 o/o, à l'oxycyanure à 1/5000. Après guérison, employer la pommade à l'acide borique à 4 o/o pendant quelques semaines.

A la période de déclin, pour activer la cicatrisation, employer les excitants légers : calomel, oxyde jaune de mercure, laudanum, dionine, pulvérisations chaudes.

Dans les cas de *kératites infiltrées*, Kaz signale l'action favorable de l'ésérine et l'explique par l'immobilisation de l'iris, la détente des tissus cornéens et le drainage de la cornée infiltrée. L'ésérine augmente la surface drainante de l'iris et élargit les cryptes iriennes aussi bien que l'angle de filtration de la chambre antérieure ; elle arrêterait tout d'un coup l'infiltration cornéenne et, dans peu de temps, la ferait disparaître.

La pilocarpine moins irritante semble offrir les mêmes avantages.

Lorsque l'ulcération ne paraît pas enrayée par les médicaments, il faut détruire ou stériliser le foyer microbien. On a alors recours aux moyens physiques. Avec le galvano ou le thermo-cautère portés au rouge sombre, on touche légèrement la partie qui paraît en voie de progression. Pour se rendre un compte exact des limites des parties dénudées, il est bon d'instiller auparavant quelques gouttes de la solution :

Fluorescéine.	2 grammes.
Carbonate de soude.	3 ^{gr} 50
Eau distillée.	100 grammes.

La fluorescéine peut être remplacée par une solution de bleu de toluidine à 1 o/o.

Se garder des cautérisations lorsque la cornée est insensible.

Dans le but de stériliser l'ulcération et d'activer la défense des tissus avoisinants, Bourgeois dé Reims préconise l'air très chaud en insufflations. Dans le même ordre d'idées, Weekers recommande le chauffage avec le galvano-cautère porté au rouge sombre et tenu le plus près possible de la partie malade pendant 5 minutes environ en plusieurs fois.

S'il y a un hypopion volumineux, l'évacuer par paracentèse. Si l'ulcère gagne en profondeur, employer la transfixion par la méthode de Sœmisch.

En cas de complications, ne cesser ni les cautérisations, ni les compresses, ni les lavages. S'il y a menace de perforation, rompre le fond de l'ulcère au galvano-cautère. S'il y a hernie du cristallin, le dégager, réséquer l'iris, instiller l'ésérine, faire de grands lavages, pansement légèrement compressif fréquent. S'il se forme un staphylome, cautériser la partie saillante, faire au besoin une blépharoraphie médiane (Kalt et Terson). Lorsque l'amélioration est survenue, certains auteurs utilisent la solution :

Glycérine . . . .   10 grammes.
Sulfate de cuivre. . . . . . .   0 ^{gr} 75

Dans le cas de fistule cornéenne, surveiller la tension, couvrir les deux yeux, employer les miotiques, faire l'iridectomie si possible. Si la fistule persiste, en faire l'excision ou la cautérisation, mais pour cela il est nécessaire qu'il existe un peu de chambre antérieure.

Pour calmer la douleur on a préconisé les formules suivantes : Pommades :

Chlorhydrate de morphine.   dix centigrammes.
Iodoforme pulvérisé. . . .   0 ^{gr} 40
Vaseline neutre. . . . . .   10 grammes.
                    (Rochon Duvigneaud.)

ou bien :

Chlorhydrate de cocaïne.   un centigramme.
Sulfate neutre d'atropine.   un centigramme.
Iodoforme porphyrisé . .   0 ^{gr} 30
Vaseline neutre . . . . .   10 grammes.

2 ou 3 applications abondantes par jour. Surveiller l'emploi chez le vieillard à cause de l'hypertension possible.

En cas de douleurs violentes, Darier prescrit le collyre suivant :

Dionine . . . .   dix centigrammes.
Chlorhydrate de cocaïne.   dix centigrammes.
Bicarbonate de soude . .   0 ^{gr} 20
Eau distillée. . . . . . .   10 grammes.

une goutte dans l'œil malade 5 à 6 fois par jour.

Si la douleur ne cède pas, employer, selon les indications d'Abadie, la teinture de Rhus toxico-dendron à la dose de 5 gouttes dans un peu d'eau sucrée, 3 ou 4 fois par jour, surtout dans les ulcères d'origine arthritique. Les effets en seraient excellents.

Darier emploie la pommade à l'orthoforme à 4/30, gros comme un grain de blé, après instil-lation de plusieurs gouttes de cocaïne dans le cas d'ulcère très douloureux que ne calme aucun trai-tement. On constate d'abord une cuisson très vive, puis une insensibilité complète.

On peut prescrire la pommade suivante :

Orthoforme. . . . .   0 ^{gr} 40
Lanoline
Vaseline blanche } ââ. . . .   2 grammes.

faire une pommade bien homogène.

Desbrières vante l'emploi du permanganate de potasse après cocaïnisation et adrénalisation dans le traitement de l'ulcère cornéen. Il cautérise en même temps au galvano-cautère la surface de cet ulcère pour faciliter l'imprégnation. Préalablement il fait un lavage sérieux des culs-de-sac. A l'aide d'un compte-gouttes il noie ensuite l'ulcération dans un bain de permanganate à 3 o/o en protégeant les paupières. Au bout d'une demi-minute, il lave abondamment avec du permanganate à 1/1000, met de l'atropine et fait un pansement à l'iodoforme.

Les *kératites ponctuées* seront traitées par des applications chaudes souvent répétées et des collyres à la dionine. A la fin employer la pommade à l'oxyde jaune de mercure.

Pour la *kératalgie traumatique*, faire des instillations répétées de collyre à la cocaïne, des applications chaudes, de la pommade iodoformée avec pansement occlusif. Même traitement pour l'*herpès de la cornée* sauf verres fumés à la place du bandeau souvent mal supporté. On excisera les lambeaux épithéliaux de la *kératite filamenteuse* et on cautérisera les parties dénudées avec du nitrate à 1/50 ou du sulfate de zinc à 1/10. Sourdille emploie un collyre aqueux au violet de méthyle à 1/1000.

On pourra faire des attouchements avec du nitrate d'argent à 1 o/o après incision des bulles dans les cas de *kératites bulleuses*.

Contre l'*ulcère serpigineux*, le Dr Cordéo d'Alméria emploie l'éthylhydrocupréine à 2 o/o. La cocaïnisation préalable est nécessaire. Ce médicament, connu également sous le nom d'optochin, paraît dangereux.

Le recouvrement conjonctival suffit quelquefois à guérir des ulcères progressifs qui ne peuvent être arrêtés par les moyens habituels.

Faire le plus tôt possible la suture de la partie médiane des paupières pour les *kératites neuroparalytiques*, et n'enlever cette suture qu'après retour de la sensibilité cornéenne. Introduire de la pommade à l'iodoforme par la partie laissée libre.

Traitement général.

Dans les cas d'ulcères marginaux, qui sont généralement d'origine arthritique, on emploiera les préparations salicylées, surtout l'aspirine, le benzoate de soude, les sels de lithine et même la colchicine à la dose de 1 à 3 milligrammes par jour, si leur action n'est pas suffisante.

Chez les artério-scléreux, donner l'iodure à la dose de 0,50 par jour avec régime lacté. Se garder d'employer des collyres irritants et des caustiques violents. Comme applications locales, Abadie recommande de simples lotions alcalines à l'eau de Vichy ou avec une solution de bicarbonate de soude à 4/1000.

Il faut également signaler les tentatives intéressantes faites par Rhomer de Nancy qui emploie l'autosérothérapie, et par Dehenne et Bailliart qui utilisent la sérothérapie dans le cas d'ulcère grave.

Rhomer fait placer, la veille au soir, à la face externe d'un bras, un vésicatoire de 4 à 5 centimètres de côté. Le lendemain, c'est-à-dire au bout de 7 ou 8 heures, il y a assez de liquide pour en injecter 2 ou 3 centimètres cubes sous la conjonctive. Le mieux est de percer l'ampoule formée et de recueillir la sérosité dans un petit godet de verre. Suivant les cas, injecter de 1 à 4 centimètres cubes; avec cette dose les paupières se ferment difficilement. Ces injections sont indolores et rapidement résorbées. On peut les renouveler tous les 2 jours. Le résultat serait encore meilleur avec du liquide pleurétique. Cette méthode donnerait d'excellents résultats, non seulement pour les ulcères de la cornée, mais également pour les iritis avec hypopion après paracentèse, pour les cataractes infectées, la conjonctivite printanière, la kératite parenchymateuse surtout spécifique.

Dehenne et Bailliart emploient le sérum de Roux (anti-diphtérique ordinaire) de l'année. Le premier jour, injection de 10 centimètres cubes à la cuisse par voie hypodermique. En général les douleurs disparaîtraient 4 ou 5 heures après la piqûre, l'état local ne change pas beaucoup en apparence. Le lendemain, dans les cas un peu

sérieux (infections opératoires, iritis avec hypopion), deuxième piqûre de 10 centimètres cubes.
Le troisième jour, sauf complications très graves : repos. Le quatrième jour, nouvelle injection de 10 centimètres cubes. Le cinquième jour,
toujours repos si une piqûre a été faite le quatrième. Le sixième jour, injection de 10 centimètres cubes. En général on ne dépasse
guère 4 piqûres. Comme incident, on constate
quelquefois après la deuxième piqûre une large
plaque rouge au niveau de l'injection. Il se produit quelquefois une poussée rhumatismale après
la troisième injection.

TRAITEMENT DES KÉRATITES PROFONDES

Les kératites profondes ne sont, d'ordinaire,
qu'une manifestation d'une maladie générale
qu'il faut tout d'abord soigner. Quelques-unes
(c'est le plus petit nombre) peuvent donner lieu
à des ulcérations. Elles sont favorablement influencées par les compresses très chaudes et
fréquentes, l'atropine, le bandeau, la pommade à
l'iodoforme, les injections sous-conjonctivales de
sublimé, cyanure de mercure, bleu de méthylène.
Morax conseille de les cautériser au rouge
sombre avec le galvano-cautère. Si elles s'ulcè-
rent, les traiter comme des ulcères de la cornée.

Dans les cas d'infiltration cornéenne légère ou superficielle, Darier emploie le collyre suivant :

Dionine.	dix centigrammes.
Chlorhydrate de cocaïne.	dix centigrammes.
Chlorure de sodium. . . .	o ^{gr} 20
Solution de cyanure de mercure à 1/1000. . . .	dix grammes.

ou bien :

Cyanure d'hydrargyre. .	un centigramme.
Dionine.	dix centigrammes.
Chlorhydrate de cocaïne.	dix centigrammes.
Eau distillée.	10 grammes.

faire des instillations fréquentes.

La grande majorité des kératites profondes, parmi lesquelles il faut classer les kératites interstitielles, n'a aucune tendance à s'ulcérer. Elles sont une localisation oculaire d'une maladie générale et seront influencées directement par le traitement de cette maladie.

Localement, il faudra prescrire un bandeau flottant ou des verres fumés, selon l'intensité des symptômes. Comme souvent l'iris et le corps ciliaire réagissent sous l'influence des toxines sécrétées, il est de règle de prescrire l'atropine. Toutefois, il faut savoir qu'il se produit parfois de l'hypertension soit par irritation de l'uvée, soit surtout par insuffisance de fonctionnement de l'angle de filtration.

On aura donc recours aux miotiques dès que la tension dépassera la normale.

Les compresses chaudes souvent répétées doivent être employées. Elles agissent en procurant du soulagement au malade et en influant sur les échanges nutritifs et les éléments de défense de la cornée.

Lorsque l'inflammation est très violente, il est bon de prescrire 2 à 3 sangsues à la tempe du même côté.

En règle générale dans la période aiguë inflammatoire, s'abstenir absolument de tout traitement local irritant.

Chercher quelle est la maladie qui a pu provoquer la kératite. Rechercher spécialement la syphilis, penser aussi à la tuberculose. Faire faire un Wassermann et même, dans le cas de doute, prescrire un traitement antispécifique.

Le *salvarsan* et ses dérivés paraissent avoir une action très favorable sur les kératites profondes, en particulier sur les kératites interstitielles avec phénomènes inflammatoires. Quelquefois ce médicament administré au début peut enrayer une kératite et amener la guérison sans laisser de traces. Plusieurs auteurs ont cité des faits de ce genre et, pour ma part, chez une malade dont le

Wassermann avait été positif, une kératite interstitielle, ayant envahi la moitié de la cornée avec phénomènes d'hypertension, a été complètement arrêtée après une série de 4 injections. La cornée avait rapidement retrouvé toute sa transparence. Une récidive, survenue au bout de quelques mois, a été rapidement et définitivement arrêtée par une nouvelle série d'injections. Depuis ce temps, cette malade n'a plus souffert de son œil qui est redevenu tout à fait normal.

C'est surtout dans les formes inflammatoires avec tendance à l'hypertension que le salvarsan paraît avoir le plus d'efficacité. Morax avait d'ailleurs signalé son pouvoir hypotenseur remarquable et durable. Il semble également donner d'excellents résultats dans les cas anciens ayant résisté aux autres médications.

Chez une autre de mes malades, soignée depuis près d'un an dans plusieurs hôpitaux et cliniques par les sels mercuriels, la dionine, sans résultat appréciable, une série de 4 piqûres a fait disparaître définitivement tout phénomène irritatif. Le Wassermann avait été négatif. Tous les 3 ou 4 jours elle souffrait de crises aiguës accompagnées d'hypertension que les miotiques n'arrivaient pas à enrayer complètement. Après les 2 premières piqûres, elle a présenté, le soir même, une légère irritation de son œil, mais dès la première, la tension est devenue et s'est maintenue normale. J'avais adjoint à ce traitement des frictions mercurielles à la tempe tous les 2 jours.

Cette action bienfaisante du salvarsan a d'ailleurs été reconnue par divers auteurs. Dans la majorité des cas, on constate rapidement une amélioration considérable. Presque toujours les symptômes irritatifs et l'hypertension disparaissent dans un bref délai. Wicherkiewicks recommande de lui adjoindre des moyens ordinaires : bains, cataplasmes, dionine, massages, iode et même mercure.

Si le salvarsan paraît contre-indiqué, on peut avoir recours soit aux injections de calomel, d'huile grise, soit aux sels solubles. (Terson n'est pas partisan de l'huile grise qu'il trouve peu active contre les manifestations oculaires.)

Darier recommande les frictions avec la lanoline hydrargyrique autour de la cavité orbitaire. Il emploie un cataplasme mercuriel en mettant le contenu d'une ampoule de 2 grammes de cette substance sur le pourtour de l'orbite, et en recouvrant le tout d'un cataplasme épais et chaud de graines de lin. Comme traitement local on peut employer des injections sous-conjonctivales. Chez les hérédo-syphilitiques et même chez des sujets non spécifiques, lorsque les différents traitements n'ont pas réussi, Darier recommande la solution :

> Cyanure d'hydrargyre. un centigramme.
> Chlorure de sodium. . 10 grammes.
> Eau distillée. . . . . . 50 —

injecter d'abord une demi-seringue tous les 2 ou 3 jours et arriver jusqu'à une pleine seringue. L'injection chaude (32° environ), donne les meilleurs résultats. On peut ajouter dans la seringue quelques gouttes d'une solution d'acoïne à 1 o/o.

Dans les cas particulièrement tenaces, Morax s'est bien trouvé des injections sous-conjonctivales de sublimé à 1/3000 (quelques gouttes répétées 3 à 4 fois à 4 jours d'intervalle).

Les injections sous-conjonctivales de bleu de méthylène à 1/1000 ou 1/2000 ont été également employées avec succès.

Marti reproche au sublimé d'oblitérer par irritation les espaces lymphatiques sous-conjonctivaux et préfère les injections d'eau salée, sans cependant méconnaître les effets favorables du sublimé. Darier pense que le cyanure d'hydrargyre n'aurait pas le même inconvénient. Les injections de chlorure de sodium stimulent énergiquement les échanges lymphatiques et ont, en plus, la qualité d'être peu douloureuses à faible concentration. Elles paraissent toutefois donner des résultats moins bons que les sels mercuriels.

On peut employer, en débutant, une demi-seringue de solution de chlorure de sodium à 2 o/o tiède, la répéter tous les 2 ou 3 jours au maximum et arriver à injecter une seringue entière d'une solution à 4 o/o. Repos après une dizaine d'injections.

Dianoux aurait eu de très bons résultats à la suite d'injections d'eau de mer stérilisée.

Démichéri reconnaît au nitrate de soude une action excitatrice très puissante sur la circulation sanguine et lymphatique.

Darier recommande dans les cas d'iridochoroïdite gravissime accompagnant les kératites, lorsqu'il y a poussée inflammatoire violente et tension, d'employer immédiatement les injections sous-conjonctivales combinées avec des paracentèses.

En cas de manifestations irritatives peu intenses, on peut employer la pommade mercurielle :

Onguent gris à la résorbine
  à 33 o/o . . . . 1 gramme.
Lanoline . . . . 2 à . . 3 —

introduite dans le cul-de-sac conjonctival avec pansement compressif pendant une demi-heure.

A la période régressive, se servir des excitants comme : calomel, pommade jaune. Les compresses chaudes et les douches de vapeur sont particulièrement indiquées. La dionine est également à employer en fin de traitement ainsi que les pulvérisations d'eau chaude ou légèrement sulfureuse et des instillations d'huile goménolée à 1/20.

En cas de persistance de la tension ou de synéchies, faire une large iridectomie en haut.

Traitement général.

En dehors du traitement de la maladie générale, on peut prescrire l'huile de foie de morue, la lécithine, des purgatifs légers.

Les bains salins avec du sel marin rendent de réels services.

Panas prescrivait des cachets ainsi formulés :

Iodoforme pulvérisé . . . .   0 ^{gr} 20
Poudre de café. . . . .   0 ^{gr} 40

pour un cachet à prendre chaque jour (dose pour adultes à diminuer suivant l'âge).

Traitement hydrominéral.

Les kératites provenant d'affections nasales et qui ont pour caractère d'être à répétition, pourront être soignées à Luchon, au Mont-Dore, parfois à Salins du Jura. Les kératites des enfants scrofuleux seront soignées à Uriage, à la Bourboule, à Salins. Pour les enfants lymphatiques ou scrofuleux atteints de kératite récidivante,

Berck, Biarritz, Arcachon sont des stations de
choix. Berck est indiqué pour éviter les récidives,
(jamais dans la période des vents ou du sable)
Biarritz sur la fin de la maladie et Arcachon en
toute période, même pendant la période aiguë,
grâce à la protection de sa forêt de pins. Ils peuvent prendre des bains de mer, pourvu que les
réactions locales soient atténuées.

Les kératites interstitielles hérédo-syphilitiques sont toujours graves, longues à guérir,
récidivantes. Elles sont très heureusement modi-
fiées par Uriage et Biarritz. On peut envoyer à
Uriage les malades, même pendant la période
d'état, si une surveillance régulière n'est pas
utile ; ne conseiller Biarritz qu'à la période ter-
minale, quand toute rougeur de l'œil a disparu.
Si Biarritz est mal supporté, le sujet peut être
dirigé sur Arcachon.

TRAITEMENT DES OPACITÉS
DE LA CORNÉE

Quelle conduite doit-on tenir lorsqu'on se trouve en présence d'une opacité cornéenne?

Lorsqu'elle est de date récente, on peut espérer un certain éclaircissement, surtout lorsque la lésion a été superficielle. Cet éclaircissement est toujours long à obtenir. Il faut quelquefois des mois et même des années pour arriver à l'état définitif. Il est donc possible de songer à provoquer une accélération de cette restauration par un traitement approprié.

Lorsqu'il s'agit de taies anciennes, il semble bien difficile d'espérer une amélioration. Dans ce cas, il sera préférable de s'adresser à des procédés ayant pour but de rendre la tache plus opaque ou de créer une pupille artificielle.

Pour obtenir l'éclaircissement, Dianoux emploie l'eau de mer stérilisée par ébullition et ramenée au volume normal par adjonction d'eau stérilisée. Il fait une injection de 1 à 2 centimètres cubes de cette eau de mer en y ajoutant 1/4 de centigramme d'acoïne. Il l'injecte dans le point le plus voisin du leucome, pratique ensuite un massage léger. N'employer cette méthode que dans la période de déclin, alors qu'il n'y a plus de phénomènes irritatifs.

Traitement de Follin : Instiller, le matin, dans l'œil une goutte de laudanum pur, et, le soir, un collyre au sulfate de zinc à 1/2 o/o.

Terrien préconise les instillations d'huile goménolée à 1/20 ou de dionine.

Mazet de Marseille recommande le collyre suivant :

    Benzoate de lithine. . . . . .   o ^{gr} 50
    Eau distillée stérilisée . . . .   10 grammes.

3 à 4 gouttes, 2 fois par jour. Diminuer la dose s'il se produisait de l'irritation.

D'autres auteurs ont conseillé des pommades à l'iodure de potassium.

On peut faire prendre une douche oculaire journalière de 10 minutes de durée.

La pommade à l'oxyde jaune de mercure rend également des services, de même que le calomel dont on peut insuffler une pincée, tous les deux jours, après cocaïnisation. Employer le calomel porphyrisé, faire du massage à travers la paupière supérieure et laver ensuite soigneusement les culs-de-sac.

Cantonnet fait instiller, tous les soirs, en alternant ou non avec la pommade, le collyre suivant :

Thiosinamine	1 gramme.
Antipyrine	0 ^{gr} 50
Eau distillée bouillie	10 grammes.

Essayer les injections sous-conjonctivales de benzoate de lithine.

Fraunmüller et Michel recommandent le mucilage suivant :

Sulfate de cadmium	0 ^{gr} 05 à 0 ^{gr} 15
Mucilage liquide de gomme.	10 grammes.

en attouchements.

Fuchs donne la technique de l'emploi des courants électriques pour *l'éclaircissement des taies anciennes*. On place le pôle positif d'une batterie à courant constant à la tempe ou à la nuque en mettant le pôle négatif sur la cornée cocaïnisée. Ce dernier pôle se compose d'un cylindre d'argent de 7 millimètres de diamètre, entouré de caoutchouc avec extrémité libre et concave. Le contact entre cette extrémité et la cornée est établi par une goutte de mercure adhérente à la surface concave. On emploie un courant de 2 à 5 milliampères. Selon l'opinion de Berger, ce courant ne doit pas être prolongé plus de 5 minutes, et doit être répété tous les 2 jours avec massage de la cornée.

L'électrolyse a été conseillée (pôle négatif, 4 à 7 milliampères, 4 à 6 volts) combinée à la photo-thérapie (séances de 20 à 80 secondes tous les 8 ou 15 jours).

Les opacités en ceinture ont été traitées par des attouchements avec l'acide acétique dilué, le grattage et le traitement médical anti-goutteux.

Dans le cas de *taies étendues ou opaques*, on peut faire des transplantations de cornée avec le trépan de Hippel ou un autre. Les résultats obtenus par cette méthode sont très incertains.

Le tatouage employé pour rendre une tache plus opaque ne doit être entrepris que sur des cicatrices anciennes, solides et aplaties, sur des yeux n'ayant pas souffert d'irido-cyclite grave dont il faut toujours craindre le réveil.

Enfin, l'iridectomie optique sera tentée si la vision est améliorée par l'atropine en faisant usage d'une fente sténopéique.

TRAITEMENT DES SCLÉRITES

On peut diviser les sclérites en *superficielles* et *profondes*, les premières généralement limitées à la sclérotique et quelquefois aux parties voisines de la cornée, les secondes donnant lieu à des manifestations irritatives des parties internes de l'œil (iris, corps ciliaire, choroïde).

Ces deux formes : superficielles et profondes, sont sous la dépendance d'un état général : rhumatisme, tuberculose, etc., qu'on doit traiter parallèlement. Le traitement est peu efficace, on doit se borner le plus souvent à atténuer la souffrance tout en cherchant à calmer l'inflammation. Il est à peu près impossible de prévenir les récidives.

Sclérites superficielles.

L'adrénaline et les compresses chaudes paraissent être le traitement de choix, en particulier dans les formes légères. Faire porter des conserves. Les compresses chaudes seront appliquées 2 ou 3 fois par jour. On peut les remplacer par des cataplasmes.

L'adrénaline associée à la cocaïne sera prescrite en collyre :

    Eau distillée. . . . . . .   10 grammes.
    Chlorhydrate de cocaïne.   dix centigrammes.
    Solution d'adrénaline au
      1/1000. . . . .   vingt gouttes.

Comme collyre calmant, on a également conseillé la dionine :

    Eau distillée . . . . . .   10 grammes.
    Dionine. . . . .   dix centigrammes.

Dans les cas rhumatismaux, Cantonnet recommande les bains bi ou tri-quotidiens avec :

    Salicylate de soude. . . 5 à   8 grammes.
    Eau distillée bouillie 500   —

qu'on peut remplacer par le collyre :

    Salicylate de soude. o ^{gr} 30 à   o ^{gr} 50
    Eau distillée bouillie. . . . . 10 grammes.

Le traitement général devra surtout viser la maladie que l'on croit en cause : traitement mercuriel si spécificité (calomel ou salvarsan lorsqu'il s'agit d'une gomme ou d'un état aigu);

traitement anti-rhumatisant ou anti-goutteux: salicylate de soude, aspirine, colchicine, pipérazine. Contre la scrofule : arsenic, créosote, gaïacol. Dans les cas douteux : énésol. Les sudorifiques pourront être essayés. On aura recours aux eaux minérales laxatives à titre de révulsifs.

L'iodure de potassium paraît avoir une action utile dans certains cas rebelles.

Les sangsues (6 à 10) à la tempe agiront comme décongestionnant.

Localement on peut faire des massages avec de la vaseline ou de la pommade au précipité jaune. Le massage est souvent impossible à cause de la douleur.

L'atropine doit être prescrite dans le cas d'iritis, à moins que la tension ne devienne plus élevée.

Reuss a conseillé l'application de courants constants sur la nodosité avec une petite électrode.

Adamuck scarifie la nodosité.

Sclérites profondes.

Lorsqu'il s'agit de sclérite profonde, c'est surtout au traitement général que l'on doit s'adresser : iode, iodure, fer, (s'il s'agit de troubles menstruels). Employer le traitement local habituel. Darier recommande les frictions mercurielles. On peut employer les frictions locales sur le globe avec la lanoline hydrargyrique. Les pointes de feu, quelquefois utiles, donnent dans d'autres cas une aggravation. Darier préfère les scarifications après cocaïnisation.

Les injections sous-conjonctivales de cyanure de mercure, ou de sublimé au millième semblent efficaces.

Jensen emploie des injections sous-conjonctivales d'une solution de salicylate de soude à 2 o/o, à raison de 0,20 à 0,30 tous les 2 jours (traitement douloureux). Lorsque ce traitement est inefficace, il fait des massages à travers les paupières avec une pommade à l'ichtyol à 10 o/o et des cautérisations légères au thermo-cautère. Ce traitement est assez long. Au début, commencer par des pressions très faibles à cause de la douleur. On peut utiliser la pommade suivante pour faire des massages :

Acide salicylique . . . . $0^{gr} 20$
Lanoline } âã. . . . . 10 grammes.
Vaseline }

Terson a essayé sans grand succès l'électrolyse négative.

Dans les cas ayant résisté aux diverses médications, Michel conseille d'exciser ou de gratter les boutons après incision de la conjonctive.

Lorsqu'il se produit des manifestations irritatives du côté de l'uvée, l'iridectomie peut parfois devenir nécessaire contre l'hypertension ou une menace de soudure de l'iris; ne la pratiquer, autant que possible, que lorsque l'inflammation aura disparu.

Comme adjuvant au traitement, prescrire l'exercice au grand air, habiter un logement non humide, exposé au soleil, faire des frictions sèches. Darier conseille les bains sulfureux.

Tous les collyrés sont, en général, nuisibles, à part l'adrénaline et les calmants. La chaleur humide donne de bons résultats.

Envoyer ces malades dans les stations thermales à température élevée : Néris, Plombières, Bains, Luxeuil, Saint-Amand, Dax.

TRAITEMENT DES BLÉPHARITES

A part les blépharites parasitaires, et les blépharites secondaires consécutives à des infections des voies lacrymales ou de la conjonctive, dont le traitement est surtout celui de la cause déterminante, le plus grand nombre des blépharites a le plus souvent une origine indéterminée. On peut invoquer, pour les expliquer, un état général, des diathèses qu'il faut soigner parallèlement.

Avant de commencer toute médication, il faut veiller à la propreté des paupières, faire disparaître les croûtes, les pellicules, à plus forte raison les parasites. Ce nettoyage peut être fait de différentes façons : ou bien avec des solutions tièdes de :

Biborate de soude . . . . 20 grammes.
Eau distillée . . . . 1 litre.

ou encore :

Naphtol B . . . . o ^{gr} 10
Eau distillée . . . . 1 litre.

Frotter les cils avec du coton trempé dans une de ces solutions jusqu'à l'enlèvement complet des croûtes et des pellicules, recommencer cette opération plusieurs fois par jour et avant l'application des pommades.

Terrien recommande dans ce but les solutions de cyanure de mercure et des lavages à l'eau d'Alibour en solution très étendue :

Sulfate de zinc . . . . 7 grammes.
Sulfate de cuivre 2   —
Camphre . . . . o ^{gr} 50
Safran . . . . o ^{gr} 50
Eau distillée . . . . 300 grammes.

une cuillerée à soupe pour un verre d'eau bouillie. On peut étendre la solution primitive de moitié ou des 2/3 d'eau bouillie dans le traitement de la blépharite impétigineuse.

Le biiodure de mercure à 1/20.000 ou le sublimé à 1/10.000 en lavages, trouvent leur emploi particulièrement lorsqu'il y a des abcès des glandes de Meibomius.

Certains auteurs recommandent de se servir comme décapant de l'eau bouillie avec un peu de bicarbonate de soude et un peu de jaune d'œuf.

Les autres lotions auxquelles on peut avoir recours sont : les solutions d'ichtyol à 10 o/o, les infusions de feuilles de noyer, de sureau, de mélilot. Celles d'ulmaire chaude paraissent particulièrement favorables. Les solutions faiblement alcoolisées avec de l'alcool camphré, de l'eau de Cologne ont aussi été recommandées. Ces diverses solutions peuvent être employées en compresses chaudes soit pour détacher les croûtes, soit comme traitement pour décongestionner les paupières et agir localement par les substances qu'elles renferment.

En même temps qu'on institue le traitement, on doit prendre les mesures suivantes : éviter le séjour dans une atmosphère irritante, corriger par des verres les vices de réfraction qui peuvent entretenir et même créer par une irritation de voisinage l'inflammation chronique des paupières, porter, dehors, des conserves fumées ou jaunes.

Il faut savoir que les blépharites sont souvent très tenaces, que quelques-unes résistent à la plupart des traitements qui peuvent même influer fâcheusement sur elles. Agir avec prudence, surtout avec les excitants souvent mal supportés. Varier souvent la thérapeutique et ne pas négliger de soigner l'état général et les lésions de voisinage.

Les corps gras agissent très favorablement. On les associe avec des antiseptiques plus ou moins énergiques, selon les cas et les résultats que l'on désire obtenir.

Parmi ces substances, l'ichtyol, en raison de son pouvoir cicatrisant et de son action peu irritante, vient en première ligne. On le prescrit généralement en pommade :

Ichtyol . . . . o ^{gr} 10 à   o ^{gr} 20
Oxyde de zinc . . . .   1 gramme.
Lanoline
Vaseline neutre } áá 5   —

à mettre sur les paupières fermées, le soir en se couchant, et à continuer longtemps après gué-rison apparente, certains germes se trouvant profondément situés dans les glandes ou à la racine des cils, ayant eu leur virulence atténuée par le traitement, mais récupérant leur activité peu de temps après que l'on en a cessé l'emploi. Cette pommade agit favorablement sur l'évolu-tion des chalazions et en amène souvent la disparition.

Pour guérir médicalement les *chalazions*, Terson conseille d'alterner les pommades sui-vantes, dont on enduira le soir la peau de la paupière :

1° Iode pur . . . . 0 gr 05
Iodure de potassium . . . 0 gr 10
Lanoline ⟩ ãã . . . . 5 grammes.
Vaseline ⟩
2° Iodure de plomb. . . . . . 0 gr 20
Lanoline ⟩ ãã . . . . 5 grammes.
Vaseline ⟩

le matin dégraisser à l'eau chaude avec une pincée de bicarbonate pour une tasse à thé.

Traitement général des dermatoses, en particulier de l'acné.

Dans le traitement des blépharites, on peut remplacer l'ichtyol par la résorcine, à la même dose, chez les personnes qui ne voudraient pas faire l'usage d'un produit susceptible de tacher, ou pour ne pas arriver à l'accoutumance. Le soufre est également indiqué :

Soufre précipité. . . . . 0 gr 20
Vaseline neutre . . . . 20 grammes.

Les pommades plus irritantes sont celles au précipité rouge ou jaune, au calomel. Elles sont en général mal supportées par les arthritiques ou par certains malades dont le sang présente une réaction acide.

Trousseau recommande l'emploi de l'hyposulfite de soude en lavages ou en compresses :

Hyposulfite de soude . . . . 20 grammes.
Eau distillée bouillie. . . . . 500 —

Cette solution non irritante serait très efficace dans les cas ayant résisté aux autres traitements.

Dans les formes sérieuses, en particulier pour les ulcérations d'origine impétigineuse, le nitrate d'argent en solutions variant de 1 à 10 0/0 suivant les cas, employé en attouchements, modifie souvent rapidement les lésions.

On peut avoir également recours à la solution :

Glycérine. . . . . 20 grammes.
Sublimé. . . dix à cinquante centigrammes.

ou bien, toucher légèrement le bord des paupières avec un peu de teinture d'iode fraîche et, pour éviter la desquammation, prescrire de préférence la formule suivante :

Teinture d'iode fraîchement
   préparée. . . . . 5 grammes.
Iodure de potassium . . . . $0^{gr} 50$
Glycérine neutre . . . . . . XX gouttes.

On a aussi conseillé des badigeonnages avec :

Acide picrique . $0^{gr} 05$ à $0^{gr} 10$
Eau distillée bouillie } ãã. . 5 grammes. (Fage)
Glycérine

L'épilation devient parfois nécessaire à la suite de lésions ulcérées de date ancienne.

Pour les *blépharites ulcéreuses,* employer les

pulvérisations chaudes en interposant un linge fin, ou des compresses chaudes avec une solution de cyanure d'hydrargyre à 1/5000.

Contre les *formes croûteuses*, utiliser le nitrate, le sublimé en solutions glycérinées, l'huile biiodurée, l'acide picrique, le soufre ou l'ichtyol faible. Lorsqu'il y a amélioration, prescrire des pommades au mercure :

à l'oxyde rouge :

> Précipité rouge . . . . 0 ^{gr} 10
> Vaseline neutre . . . . .10 grammes.

au calomel :

> Calomel . . . . 0 ^{gr} 10
> Huile de vaseline ⎫ āā . . . . 5 grammes.
> Lanoline anhydre ⎭

ou bien la pommade de Janin, des pommades au turbith minéral, au goudron, à l'huile de cade, à l'huile de bouleau, au tanin, au camphre. (Pour toutes ces pommades, toujours mettre de la lanoline afin de les rendre plus adhérentes.)

Si les croûtes sont tenaces : cataplasmes chauds avec balnéation. Si les pommades au mercure sont mal supportées, les remplacer par des pommades astringentes : tanin, résorcine, ou antiseptiques doux : bleu de méthylène.

Comme autres médications, il faut signaler

l'expression; le piquage avec une aiguille à tatouage, le chauffage, le crayon mitigé au sulfate de cuivre, rarement l'ignipuncture.

Contre l'*eczéma des paupières* souvent aggravé par la plupart des traitements, Trousseau recommande spécialement les lavages avec une solution de cyanure de mercure à 0,20 ou 0,25 /1000. Cantonnet indique la pâte suivante :

    Acide salicylique . . . .   0 ^{gr} 10
    Oxyde de zinc ⎫ ââ . . . . . . 10 grammes.
    Amidon   ⎭
    Vaseline neutre 20   —

Lorsqu'il y a des *petits abcès des paupières,* employer la pommade au collargol à 1/20 ou des instillations d'argyrol à 2/10 et des lavages alcalins. Alterner des pommades à l'ectogan :

    Ectogan . . . .   0 ^{gr} 20
    Lanoline . . . . 6 grammes.
    Huile de vaseline   4   —

avec celles à l'ichtyol. (Terson.)

Se méfier des hémorragies après la cautérisation des *petits angiomes* et avoir sous la main des hémostatiques : antipyrine, eau chloroformée à 2 o/o, amadou stérilisé. Les rayons X et le radium agissent favorablement sur ces angiomes.

Le *molluscum contagiosum* sera traité par

curettage ou piquage avec une aiguille chargée de teinture d'iode. On applique ensuite une pommade antiblépharitique.

La *lèpre palpébrale* sera soignée par l'húile de Chaulmoograa, l'ichtyol avec traitements locaux : cautérisations, incisions, scarifications.

Traitement général.

1° Traiter les affections de voisinage.

2° Traitement diathésique : cure d'eaux minérales, hydrothérapie, bord de la mer en dehors des plages.

3° Traitement alimentaire; régime de la dermatose correspondante.

4° Traitement hygiénique : suppression d'alcool, peu de vin, air pur, éviter l'air trop vif ou trop chaud, porter des conserves, des voilettes, prendre des bains salés, frictions sur tout le corps, utiliser les toniques : sirop iodotannique, arsenic.

Traitement hydrominéral.

Les eczémas des paupières accompagnant les conjonctivites souvent rebelles sont amendés à Saint-Gervais, Royat, Luchon, la Bourboule, suivant les indications tirées surtout de l'état général.

Les blépharites rebelles s'améliorent vite à la Bourboule et à Saint-Christau, où les eaux sont employées en pulvérisations locales très efficaces.

Traitement de l'épithélioma des paupières.
Darier conseille des attouchements alternatifs
à l'acide chromique et au bleu de méthylène
d'abord, au bleu de méthylène seul ensuite. Il
emploie l'acide chromique en solution à 1/5 et,
pour le bleu de méthylène, utilise la formule
suivante :

Bleu de méthylène chimique-
    ment pur . . . .   1 gramme.
Alcool   }
Glycérine } àâ.   5   —

faire d'abord tomber les croûtes au moyen de
fomentations chaudes, ensuite cautérisation au
galvano-cautère de la surface ulcérée et des parties voisines, après cocaïnisation. Puis, toucher
la partie malade avec un tampon trempé dans la
solution d'acide chromique ou de bleu de
méthylène, en alternant. Espacer peu à peu ces
applications et finalement employer seulement le
bleu de méthylène.

Comme autre traitement, Terrien cite : l'acide
arsénieux, le violet de méthyle et la radiothérapie :
Acide arsénieux :

Acide arsénieux . . . .   un gramme.
Poudre de talc   13   —
Poudre de gomme   1   —

à appliquer plusieurs fois par jour sur la plaie en protégeant la conjonctive et l'œil.

ou bien solution :

Acide arsénieux . . . . un gramme.
Alcool éthylique) ââ. . . . . . 75 —
Eau distillée   )

Violet de méthyle : badigeonnages avec une solution à 1/50 ou en injections sous la peau de 10 gouttes d'une solution à 1/1000. Ce traitement peut s'employer seul ou paralèllement avec l'acide arsénieux.

TRAITEMENT DES MALADIES
DES VOIES LACRYMALES

Le larmoiement reconnaît généralement pour cause un rétrécissement des voies lacrymales, bientôt suivi de leur dilatation au-dessus du point rétréci, et de la stase des larmes compliquée plus tard de l'infection du contenu du sac et de sécrétion purulente. La conduite à tenir varie donc suivant la période à laquelle on commence le traitement. Si des moyens simples tels que l'expression répétée peuvent amener une amélioration au début, il devient nécessaire de passer des sondes lorsque le larmoiement devient plus prononcé, et d'agir sur la muqueuse par des injections modificatrices, si le liquide qui reflue devient purulent.

Chercher la cause du larmoiement, voir s'il ne s'agit pas d'une action reflexe ou d'une irritation entretenue par un vice de réfraction (en particulier l'astigmatisme). Commencer par faire la désinfection de l'œil avec un collyre au sulfate de zinc, du nez avec une pommade faible au camphre ou à la résorcine. Dans les cas légers et récents, recommander au malade de presser fortement au niveau du sac, plusieurs fois par jour, pour évacuer les larmes et en empêcher la stagnation. Dans les cas de plaie oculaire, ou d'intervention, faire des injections antiseptiques (sérum artificiel ou cyanure) pour éviter l'infection.

Lorsque le larmoiement persiste ou est ancien, il faut faire le cathétérisme des voies lacrymales après débridement du point lacrymal inférieur ou, à son défaut, supérieur. En principe, les fortes dilatations et le passage des gros instruments doivent être faits par le canalicule supérieur, l'inférieur devant être réservé à la cure du larmoiement et aux dilatations moyennes. Pour le passage des sondes, agir avec prudence et sans brutalité; injecter auparavant quelques gouttes d'une solution de cocaïne à 3 o/o avec un peu d'adrénaline par les points lacrymaux, tremper la sonde dans de la vaseline stérilisée pour faciliter la pénétration, commencer par les numéros faibles (numéro 2, le numéro 1 étant trop petit et risquant de créer des fausses routes), ne pas insister si la sonde ne passe pas à la première séance. On y parvient fréquemment sans difficulté à la deuxième ou à la troisième, alors qu'on n'avait pu y réussir tout d'abord. Par contre, si un numéro faible est introduit facilement, on peut immédiatement après le remplacer par un numéro plus fort. En général, ne pas dépasser le numéro 4 qui peut être considéré comme donnant une dilatation suffisante. Les sondes plus fortes ne doivent être employées que lorsque les voies lacrymales sont dilatées anormalement et qu'il s'agit de déplisser la muqueuse. La durée de séjour doit être de 10 minutes environ. La fréquence varie suivant les cas : on peut se contenter de une à trois fois par semaine pour les cas simples, en espaçant rapidement les séances dès que l'amélioration se produit. *Il faut éviter de créer une irritation mécanique par des sondages trop fréquents.*

Dans les cas chroniques et rebelles, se servir de sondes creuses et faire des injections avec une solution faible de nitrate d'argent (de 1/300 à 1/100), en se rappelant qu'en cas de fausse route ou de plaie du sac, le passage de ce liquide dans le tissu conjonctif risque de créer une teinte indélébile des téguments. On peut remplacer le nitrate par le sulfate de zinc, le cyanure, l'eau oxygénée.

Les péricystites, caractérisées par un gonflement de l'angle interne de l'œil avec rougeur des téguments et douleur vive à la pression,

doivent être tout d'abord traitées par des cataplasmes ou des compresses chaudes. Il ne faut
pas inciser lorsqu'il n'y a pas de fluctuation très
nette, car l'incision, surtout au début, ne donne
issue qu'à du sang. Dès que les phénomènes
inflammatoires sont en voie de décroissance,
commencer le traitement par les sondes. Si l'on
a dû faire l'incision du sac, profiter de l'ouverture pour le nettoyage de la cavité et le cathétérisme. Mettre une mèche de gaze iodoformée
qui agira comme drain, empêchera la cicatrisation tout le temps qu'on le jugera utile, et aura
également une action désinfectante. Dès que cela
sera possible, débrider l'un des points lacrymaux
et introduire les sondes par les voies normales. On
ne doit pas faire d'injection après le cathétérisme,
car on risquerait de faire pénétrer du liquide con-
taminé à travers les érosions souvent produites
dans le tissu cellulaire voisin; on pourrait, en
agissant ainsi, provoquer des phlegmons.

Les mucocèles peuvent s'abcéder. On les dis-
tingue des péricystites par leur forme arrondie,
le peu de réaction et de rougeur des tissus et par
leur fluctuation nette.

Lorsque le sac est fortement dilaté, on peut
employer trois méthodes, si l'on n'est pas obligé
de l'ouvrir par l'extérieur pour donner issue au
pus : on peut soit débrider par la méthode de

Stilling, soit employer l'électrolyse par le procédé de Lagrange, soit faire l'ablation du sac ou sa destruction par le thermo-cautère. Cette dernière méthode trouve surtout son application lorsqu'il s'agit de lésions spécifiques ou tuberculeuses. La dacryocystite enkystée sera traitée par extirpation et cautérisation.

Vennemann a employé l'acide lactique dans le traitement de la *fistule lacrymale*. Ce médicament offre le grand avantage de limiter son action destructive aux tissus caducs. Voici son procédé opératoire :

Un minuscule tampon de ouate ou une petite mèche de gaze imprégnée d'acide lactique est introduit dans l'ouverture cutanée et poussé aussi profondément que possible dans le trajet fistulaire. Par-dessus, on colle un petit morceau de taffetas rose, autant pour cacher la plaie que pour maintenir le caustique. Ce pansement demeure en place 12 heures environ. Au bout de ce temps, on retire la mèche, et la plaie est abandonnée à la cicatrisation à l'air libre. Une croûte dure se forme rapidement sur l'ouverture cutanée et ferme provisoirement la fistule. Dans les cas heureux, la fistule se cicatrise complètement sous cette croûte, et, quand celle-ci tombe, la guérison est parfaite; mais, dans bien des cas, il faut recourir à des cautérisations successives.

Landolt estime que le sondage est insuffisant pour amener la guérison. Il fait en même temps des injections modificatrices. A son avis, il faut respecter les canalicules lacrymaux. Si une dacryocystite nécessite leur incision, il vaut mieux choisir le canalicule supérieur.

Si le lavage des voies lacrymales avec des solutions de sulfate de zinc, de nitrate d'argent, etc., ne suffit pas, il conseille de fendre les deux canalicules et de réunir les deux sections d'un coup de ciseaux. Ce procédé suffirait à guérir des dacryocystites même ouvertes à l'extérieur. Il recommande de ne jamais ouvrir le sac par sa paroi antérieure. On le cautérise en introduisant dans sa cavité une perle de nitrate d'argent mitigé; neutraliser l'excès du nitrate par du chlorure de sodium. On peut répéter ces applications et employer parfois du nitrate pur.

Vacher injecte dans le sac suppuré quelques gouttes d'acide chromique à 1/5o. On protégera bien le globe et la conjonctive palpébrale avec du coton imbibé d'une solution de cocaïne à 1/10. Pour rétablir la perméabilité du canal, il introduit et laisse à demeure, parfois pendant plusieurs mois, un fil d'argent fin de 1 millimètre à 1 mil. 2. Il suffit, pour l'assujettir, de recourber l'extrémité supérieure. A l'avis de cet auteur, cette méthode de cautérisation permettrait d'éviter presque toujours l'extirpation du sac dont on a trop abusé.

Belbèze traite les dacryocystites par ponction aspiratrice et injection d'eau oxygénée. Il fait une ponction avec une aiguille de Pravaz de fort calibre à l'endroit où il y a fluctuation, enfonce cette aiguille jusqu'à ce qu'elle se meuve librement. Ensuite, il aspire et fait une injection d'eau oxygénée non acide qu'il obtient en y ajoutant une pincée de borate de soude. Il retire l'aiguille, presse sur le sac pour en évacuer le contenu, réintroduit l'aiguille et pratique de nouvelles injections jusqu'à ce qu'il ne sorte plus que de la mousse blanche ; pansement, même traitement les jours suivants par le même orifice ou par une nouvelle ponction, puis sondes.

De Lapersonne conseille, lorsqu'on se trouve en présence de tuberculose : l'expectative ou le galvano-cautère ; on peut avoir recours à l'iodoforme, au collargol, aux rayons X, mais les résultats sont très variables.

TRAITEMENT DES IRITIS

Qu'elle soit la manifestation d'un état général ou une complication d'un état local ou de voisinage, l'iritis se présente à peu près toujours avec des symptômes constants plus ou moins accentués. C'est : tout d'abord l'injection périkératique, le miosis et le trouble de la vision avec tendance à la soudure de l'iris. La douleur est généralement assez vive, bien qu'il y ait des iritis à forme traînante, presque indolores. La tension généralement plus basse ou normale peut devenir plus élevée. Le corps ciliaire reste rarement tout-à-fait étranger à l'inflammation ; c'est pourquoi il n'y a pas lieu de considérer isolément l'iritis ou la cyclite, mais il semble plus rationnel de parler du traitement des maladies de l'uvée en général, tout en indiquant les modifications à y apporter, suivant que l'une ou l'autre de ses parties est particulièrement atteinte, ou que sa totalité prend part à l'inflammation. Nous signalerons, en outre, les différents moyens proposés dans certains cas d'une gravité ou d'une durée exceptionnelles.

Conduite à tenir lorsqu'on se trouve en présence d'une iritis confirmée.

Dans tous les cas, faire porter soit un bandeau flottant, soit des lunettes fumées ou jaunes, teinte numéro 3, et mettre le plus souvent possible sur les paupières fermées des compresses chaudes. Prescrire le repos, une alimentation légère, éviter tout ce qui peut congestionner.

Lorsque la tension n'est pas exagérée (et c'est d'ailleurs ce qui se produit généralement), il faut mettre l'œil à l'état de repos en dilatant la pupille par les mydriatiques. On évite de cette façon les adhérences de l'iris à la cristalloïde. L'*atropine* est la substance la plus employée dans ce but. Elle a sur d'autres mydriatiques l'avantage de paralyser momentanément l'accommodation.

L'atropine est employée : soit à l'état naturel, soit sous forme de sulfate, salicylate ou benzoate. Le sulfate neutre est le plus utilisé. On peut prescrire les collyres suivants :

Sulfate neutre d'atropine. . cinq centigrammes.
Eau distillée bouillie . . . . 10 grammes.

ou la solution huileuse :

Atropine pure . . . .   deux centigrammes.
Huile d'olives fraîche lavée
   et stérilisée . . . .   5 grammes.

Lorsqu'on craint une action trop énergique, prescrire :

Sulfate neutre d'atropine. .   trois centigrammes.
Eau distillée bouillie. . . .   10 grammes.

Mode d'emploi de l'atropine.

En règle générale, on fait, dans les premiers jours de l'accès, 3 ou 4 instillations de 2 gouttes de la solution normale d'atropine. On se laisse guider par l'état de la pupille qui doit être maintenue bien dilatée. Plus tard, on diminue le nombre des instillations en continuant l'usage des mydriatiques jusqu'à ce que toute trace d'irritation ait disparu.

Il faut surveiller la tension. Supprimer l'usage des mydriatiques si elle augmentait, et les remplacer au besoin, momentanément, par des miotiques. Eviter les signes d'intolérance qui pourraient se produire : sécheresse de la gorge, enrouement, aphonie, vertiges, délire, hallucinations, se présentant seuls, ou associés, chez les enfants et les vieillards. On peut, dans une certaine mesure, éviter cette intoxication due principalement à la pénétration de l'atropine par les voies lacrymales, en comprimant les points lacrymaux ou simplement en faisant pencher la tête du côté de l'œil malade. De cette façon, l'excès de liquide s'écoulera sur la joue.

Il faut savoir que, chez de jeunes enfants auxquels on prescrit de l'atropine, il se produit quelquefois, peu de temps après l'instillation, une période d'agitation avec rougeur de la face, phénomènes qui s'amendent d'ailleurs rapidement et ne se reproduisent généralement pas. Il est bon d'avertir les parents qui pourraient être inquiets s'ils n'avaient pas été prévenus. Pour diminuer les chances de ces incidents, prescrire pour les enfants la solution faible indiquée plus haut.

Dans certaines circonstances, lorsque l'iris se dilate peu ou ne se dilate pas, lorsqu'il est maintenu en place par des exsudats et qu'il y a lieu de craindre une soudure étendue, il faut recourir à des procédés plus énergiques.

On peut associer à l'atropine la cocaïne à dose égale ou même double. On peut même employer l'atropine en poudre mise directement en contact avec la conjonctive (Fuchs). On l'emploie également en disques de gélatine. Lagrange utilise une pommade avec 15 centigrammes d'atropine pour 10 grammes de lanoline. Il va même jusqu'à injecter sous la conjonctive 4 à 6 gouttes de solution usuelle.

Lorsque, par ces moyens, on n'arrive pas à

dilater la pupille, certains auteurs conseillent d'avoir recours à la scopolamine :

Bromhydrate de scopo-
    lamine . . . .   vingt-cinq milligrammes.
Chlorhydrate de cocaïne.   vingt-cinq centigrammes.
Eau distillée. . . . . . .   10 grammes.

une goutte 3 ou 4 fois par jour dans l'œil malade.

Lorsqu'on est obligé de se servir longtemps d'atropine ou à des doses élevées, craindre l'intoxication ou l'irritation de la conjonctive. Il faut alors s'adresser à un autre mydriatique. La duboisine est l'un des plus employés :

Sulfate de duboisine. . .   cinq centigrammes.
Eau distillée bouillie. . .   10 grammes.

L'homatropine, moins active que l'atropine, s'emploie à dose double ou plus souvent répétée.

La *dionine* renforcerait l'action de l'atropine ou de la duboisine :

Dionine . . . .   dix centigrammes.
Chlorhydrate de cocaïne.   dix centigrammes.
Sulfate neutre d'atropine.   cinq centigrammes.
Eau distillée . . . .   10 grammes.

instiller 6 à 8 fois par jour une goutte de ce collyre dans l'œil malade.

La dionine a, en outre, l'avantage de calmer la douleur et de combattre dans une certaine mesure les dangers d'hypertension que cause parfois l'atropine.

L'*adrénaline* favorise également l'action de l'atropine, mais elle produit secondairement une vive congestion de l'iris qui doit en restreindre l'emploi. On la formule ainsi :

Solution d'adrénaline (chlo-
  rhydrate) au millième . . .   un gramme.
Chlorhydrate de cocaïne. . .   dix centigrammes.
Eau distillée. . . . .   9 grammes.

Lorsque les phénomènes inflammatoires sont très accentués, que la douleur est vive, faire mettre 2 ou 3 sangsues à la tempe du même côté que l'œil malade. On peut également faire prendre des bains de pieds chauds ou sinapisés et chercher à obtenir de la révulsion sur l'intestin avec des purgatifs salins.

Cantonnet conseille, dans les cas de syphilis, 2 ou 3 bains d'œil, par jour, avec une solution chaude d'iodure de potassium à 1 o/o, et, dans les cas de rhumatisme, des bains au salicylate de soude (de 5 à 8 grammes pour 500 grammes d'eau).

Contre la douleur, prescrire le sulfate de quinine à forte dose (1 à 2 grammes) ou l'aspirine (1 à 2 grammes) ou l'antipyrine (2 à 4 grammes). — Les injections de morphine à la tempe procureront un grand soulagement. — Faire des onc-tions au niveau du front avec l'onguent mercu-riel belladoné, le soir ou la nuit. Chez les nerveux, prescrire le chloral ou le sulfonal.

Ne jamais employer les compresses froides.

La dionine est conseillée par Darier pour cal-mer la douleur. Il instille dans le sac conjonc-tival quelques gouttes d'une solution à 5 o/o. Il se produit d'abord du chémosis, puis presque toujours une sédation des phénomènes doulou-reux.

Traitement général.

Les sudatifs rendent des services. Il faut citer, en première ligne, la pilocarpine qui n'est pas exempte de dangers par son action sur l'estomac ou le cœur. On peut la remplacer par des infu-sions de salsepareille, de bois de gaiac, bues chaudes le matin au lit.

Traiter la maladie qui paraît être la cause de l'iritis.

Le salicylate peut être employé le soir, au cou-cher, à la dose de 1 à 3 grammes dans une tasse de tilleul lorsqu'il s'agit d'iritis rhumatismale, ou mieux en solution :

```
Salicylate de soude. . . . . . .   20 grammes.
Eau distillée. . . . . . . . .   3oo     —
```

Chaque cuillerée à soupe représente 1 gramme

que l'on prend, de préférence, dans une infusion de tilleul, au commencement du repas, pour la faire mieux supporter. A employer à la dose de 2 grammes par jour, en général suffisante. Il est quelquefois nécessaire de prendre 3 et 4 grammes. Ne jamais donner de salicylate lorsqu'il y a de l'albumine sous peine de complications graves du côté des reins et du cerveau. Employer également les bains chauds ou les draps mouillés.

Chez les arthritiques, l'extrait de colchique à la dose de 2 à 6 centigrammes en pilules, ou la colchicine (1/2 à 2 milligrammes) agit favorablement sur l'iritis et sur la complication glaucomateuse. Le salicylate peut être remplacé par l'aspirine.

La cause de beaucoup la plus fréquente de l'iritis est la syphilis. Avant d'accepter l'hypothèse du rhumatisme invoquée par beaucoup de malades, il faut s'assurer, par un interrogatoire et un examen minutieux, que la syphilis n'est pas en jeu. Faire faire un Wassermann et, lorsqu'il y a le moindre doute, entreprendre le traitement mercuriel. Suivant la gravité ou la marche de la maladie, employer soit les injections intraveineuses de sel soluble, soit le calomel ou l'huile grise en injections intramusculaires. Le mercure agit d'ailleurs favorablement, même lorsqu'il n'y a pas de spécificité.

Dans les cas d'hypertension, en particulier pour les iritis secondaires, le salvarsan peut rendre de grands services en agissant comme hypotenseur puissant et en atténuant les phénomènes irritatifs.

Le calomel a été employé comme traitement général à la dose de 12 à 15 centigrammes par jour, à doses fractionnées, chez les adultes.

Dans les iritis chroniques, de Wecker prescrivait des pilules de 1 centigramme de sublimé pour 1/2 centigramme d'extrait thébaïque qu'il faisait prendre pendant longtemps, à la dose d'une ou 2 pilules par jour au commencement des repas. L'iodure de potassium peut être employé à la dose de 2 à 4 grammes par jour pour les iritis traînantes (Panas). Il peut être remplacé par le protoiodure de mercure administré en pilules au moment des repas à la dose de 1 à 5 centigrammes.

Les alcalins, surtout le carbonate de lithine, seront prescrits aux arthritiques.

Comme révulsifs locaux, on peut employer les rigolos (1/4 appliqué à la même place pendant un quart d'heure à la tempe ou derrière l'oreille). Dans les iritis chroniques douloureuses, on peut appliquer quelques pointes de feu sur la région périorbitaire.

Dans les *iritis chroniques* avec trouble du corps vitré et nombreuses synéchies, les injections sous-conjonctivales paraissent particulièrement actives. Employer la formule suivante :

    Cyanure d'Hg. . . . . .   un centigramme.
    Chlorure de sodium . . .   1 gramme.
    Eau distillée 50   —

Ajouter, au moment de s'en servir, quelques gouttes d'une solution d'acoïne à 1 o/o. Injecter tout d'abord une demi-seringue le plus loin possible en arrière. Si l'injection est bien supportée, continuer en allant jusqu'à une seringue entière. Répéter les injections tous les 3 ou 4 jours.

Les injections sous-conjonctivales sont peu indiquées dans les formes aiguës. Darier les conseille dans les formes très graves avec hypertonie en les associant aux paracentèses de la cornée.

On peut aussi songer à l'électrargol dans les cas graves.

La sérothérapie a été recommandée par plusieurs auteurs. Le Dr Verray l'utilise par la voie buccale :

    Sérum de Roux   10   cc.
    Eau salée à 7/1000 . . . . . .   110 cc.

On peut également avoir recours aux injections sous-cutanées.

Dans la *tuberculose oculaire*, Abadie emploie

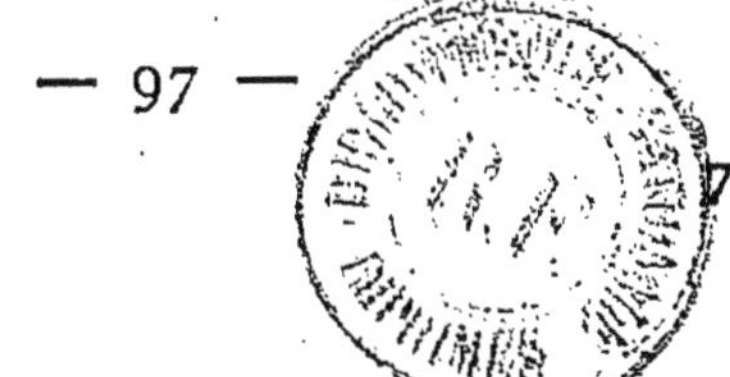

l'iodogénol avec des frictions d'huile de foie de morue gaiacolée et la viande crue.

Lorsqu'il s'agit d'*iritis gonococcique*, on pourra utiliser le sérum de Nicolle.

Dans certains cas, après la ménopause ou après castration ovarienne, il se produit parfois des *iritis ou iridocyclites à forme torpide*, sans manifestations apparentes extérieures autres qu'une rougeur très fugace. La maladie évolue lentement, l'iris finit par se souder, il y a des flocons du vitré et parfois de l'hyperhémie de la papille. Ces cas finissent par aboutir à la pthisie du globe. Comme traitement, Galézowski a employé l'opothérapie sous forme d'extrait d'ovaires en cachets de Carrion, à dose journalière de 1 cachet de 0,20 pendant 3 semaines, suivi d'un repos d'une semaine. On constaterait une amélioration rapide, mais il y aurait rechute si le traitement était interrompu pendant trop longtemps.

Traitement hydrominéral.

Envoyer à Aix-les-Bains les malades atteints d'iritis ou irido-choroïdites rhumatismales, à condition qu'ils ne soient pas en poussée aiguë; à Luchon les mêmes malades fatigués, anémiés, chez lesquels on craint une récidive; à Contrexéville lorsque l'affection oculaire est en rapport avec une constitution goutteuse. Lorsque la maladie est devenue chronique, Vittel pourra produire une amélioration. Les cas torpides et à tendance exsudative seront justiciables de Bourbon-l'Archambault. Ceux à forme traînante pourront être envoyés à Royat. Les formes légères, fugaces et fréquentes pourront bénéficier de Thonon ou d'Evian. On enverra à Vichy les iritis franches, aiguës, la période douloureuse passée.

Aux femmes tourmentées à tout âge par des irido-choroïdites d'origine génitale, utérine, on conseillera Luxeuil. Salies aussi peut leur être utile. Bagnoles de l'Orne peut être préconisé dans les troubles oculaires de la ménopause.

Les affections syphilitiques de l'œil qui ne cèdent pas rapidement au traitement usuel sont parfois amendées très vite à Aix ou à Uriage, grâce au traitement intensif qui y est pratiqué.

CATARACTES

Traitement abortif. — Indications opératoires.
Prophylaxie et traitement des accidents post-opératoires.

Malgré les avis contradictoires, il est généralement admis qu'on peut arrêter l'évolution des cataractes lorsqu'on emploie, dès le début, l'iodure de potassium en collyres, en pommades ou de préférence en bains oculaires. Pour ma part, je l'emploie depuis longtemps déjà et j'ai pu constater son efficacité certaine. Je me sers de la solution suivante :

Iodure de potassium. . . . . . . 3 grammes.
Eau distillée bouillie . . . . . . 500 —

Prendre un bain d'œil d'une durée de 20 minutes à une demi-heure, chaque jour, et continuer très longtemps ce traitement. Cette solution peu irritante est généralement bien supportée.

On a proposé des solutions d'iodure à 3 o/o et, lorsqu'elles sont mal supportées, on les a remplacées par la pommade suivante :

Résorcine. . . . . , .	o ^{gr} 10
Lanoline.	20 grammes.
Eau.	2 —

Dor, partisan fervent de cette méthode qui lui donnerait une moyenne de 8 succès sur 10 cas, emploie la solution :

Iodure de sodium desséché . .	5 grammes.
Chlorure de sodium cristallisé.	5 —
Eau distillée	400 —

Il se sert d'une œillère spéciale avec bourrelet caoutchouté, fait prendre le bain tiède, une demi-heure, chaque jour, et continuer pendant 3 à 6 mois. Au bout de ce temps, interrompre puis reprendre. Si le malade se fatigue du traitement, employer la pommade à la résorcine.

Pflugk, après anesthésie conjonctivale, fait des injections sous-conjonctivales avec :

Iodure de potassium	o ^{gr} 10
Chlorure de sodium	o ^{gr} 20
Eau distillée	10 grammes.

1/2 ou 1 centimètre cube, 2 ou 3 fois par semaine.

Badal se sert du collyre :

Iodure de potassium . . . . . .   0 ^{gr} 25
Eau distillée bouillie . . . . .   10 grammes.

2 gouttes matin et soir.
ou bien :

Iodure de potassium . . . .   7 ^{gr} 50
Eau distillée bouillie . . . . . .   300 grammes.

en bains de 2 à 15 minutes, 2 fois par jour.

Verdereau se sert d'injections sous-conjonctivales d'iodure de potassium à 2 o/o en y ajoutant quelques gouttes d'acoïne à 1 o/o.

Le collyre peut être remplacé par la pommade :

Iodure de potassium ou de sodium . . . .   0 ^{gr} 25
Vaseline neutre. . . . .   10 grammes.

mettre gros comme un pois de cette pommade, matin et soir, entre les paupières.

Chevallereau signale que l'iodure de sodium en bains oculaires peut se décomposer et donner une coloration semblable à l'argyrose. Il n'emploie le traitement abortif que lorsque l'acuité visuelle n'est pas inférieure à 2/10.

TRAITEMENT
DES CATARACTES TRAUMATIQUES

Lorsqu'il s'agit de *cas simples,* faire l'asepsie, lavages avec une solution de cyanure à 1/5000, puis atropine, faire porter un bandeau qui sera enlevé seulement lorsque l'œil sera devenu normal, attendre la résorption ou intervenir : chez un sujet jeune, attendre 6 à 8 mois si la résorption ne se fait pas. Si le sujet est âgé : agir, mais retarder l'opération le plus possible.

Se rappeler que les résultats de l'opération ne sont pas toujours favorables.

On peut employer plusieurs procédés : a — extraction à petit lambeau ; b — ponction de la chambre antérieure avec lance coudée et évacuation des masses opacifiées ; c — aspiration. On emploie de préférence les deux premières.

Quand il s'agit de *cas compliqués* : s'il se produit de l'hypertension employer l'ésérine, faire une ponction pour l'évacuation des masses molles. Si l'hypertension persiste, on s'adressera alors à l'iridectomie et à l'extraction. La ponction est presque toujours suffisante. En général, n'opérer que lorsque la pression oculaire n'a pas cédé à la suite de l'application de compresses glacées et d'ésérine. Au début, pour empêcher qu'elle n'augmente, il faut écarter l'iris des masses corticales par l'atropine ou mieux par la scopolamine (0,005 à 0,001 pour 5 grammes d'eau) qui n'aurait pas d'action sur la pression intraoculaire. Pour retarder le gonflement du cristallin, employer des vessies de glace sur des compresses imbibées de cyanure de mercure. Au moindre symptôme d'iritis, remplacer par des compresses chaudes. Dans les cas d'hypertension, ne pas attendre plus de 12 à 24 heures chez les adultes pour intervenir : on peut attendre plusieurs jours chez les enfants. Chez ces derniers l'aspiration paraît être le traitement de choix.

Lorsqu'il se déclare de l'iritis ou de l'iridocyclite, employer l'atropine, les compresses chaudes, les injections sous-conjonctivales de sublimé ou de cyanure, faire prendre de la quinine et du calomel à l'intérieur.

Quand survient une panopthalmie, faire l'éviscération ou l'énucléation.

Pour les corps étrangers : lorsqu'ils se trouvent en avant de l'iris, les extraire avec la pince. Ils sont souvent évacués par une simple ponction. S'il s'agit de corps magnétiques se servir de l'électro-aimant : ne jamais se hâter d'intervenir. Terson conseille, en cas de corps étranger très petit, de ne pas toujours opérer mais de surveiller de très près. Si le corps étranger est volumineux et susceptible de se déplacer, s'il y a menace d'infection, l'intervention immédiate s'impose.

Bourgeois de Reims préconise, chez les sujets ayant dépassé 40 ans, de faire l'extraction un mois après l'accident. Il recommande d'employer une aiguille lancéolaire et des curettes en argent creusées en gouttière ; en préparer 3 ou 4 et ne se servir qu'une fois de chacune au cours de l'intervention.

Becker conseille de ne jamais opérer une cataracte traumatique tant que la pince à fixation produit une injection ciliaire. Se borner à opérer les prolapsus de l'iris.

Attendre 2 ou 3 mois avant de délivrer un certificat pour les assurances.

CONDUITE A TENIR LORSQU'IL S'AGIT DE CATARACTES ACQUISES :

Chez les enfants, on peut tenter la discision, en se rappelant toutefois qu'il existe souvent un noyau. Henri Smith recommande dans tous les cas l'extraction. Il semble que jusqu'à 10 ans on peut faire la discision et l'aspiration. Ne pas trop retarder l'opération pour que la rétine puisse s'exercer. De 10 à 30 ans, la discision, qu'on a pourtant faite avec succès jusqu'à 15 ans, est de moins en moins indiquée. Certains auteurs l'emploient jusqu'à 35 ou 40 ans s'il n'existe pas de noyaux gros et durs. Il est préférable de pratiquer auparavant une iridectomie. A partir de 40 ans, faire toujours l'extraction. A partir de 65 ans, le cristallin est en général assez dur pour que l'on puisse tenter l'extraction totale, même si la cataracte n'est pas mûre. Avant cet âge, attendre la maturité ou la provoquer soit par discision, soit par massage.

Précautions préparatoires.

Chez les vieillards, être très prudent, ne pas opérer s'il existe une tare cérébrale, faire l'examen *quantitatif* et qualitatif des urines. Chez les diabétiques, prescrire, quelques jours avant l'opération, 2 à 4 grammes d'antipyrine par jour. Toutefois, examiner les reins pour voir s'il n'y aurait pas d'albumine qui constituerait une contre-indication. Associer l'antipyrine au bicarbonate de soude :

Antipyrine. . . . . o ^{gr} 50
Bicarbonate de soude . . . . o ^{gr} 25

pour un cachet.

Soigner les voies lacrymales s'il existe du larmoiement.

Afin de diminuer les chances d'infection post-opératoire, Dor conseille de faire prendre au malade que l'on doit opérer de cataracte, 2 à 3 grammes d'iodure de potassium la veille et le jour même de l'opération.

Avant l'opération, régime désintoxiquant avec peu de viande et à midi seulement. Immédiatement avant, purgatif ou simple laxatif pendant quelques jours. Régime des états généraux anormaux (diabète, etc.).

En prévision des hémorragies expulsives, on peut soumettre les malades artério-scléreux à un traitement préventif en leur prescrivant 1 à 2 grammes d'iodure de sodium par jour pendant quelques semaines avant l'opération (Terson, Golovigne).

Pour l'albuminurie, on soumet les malades à un traitement diurétique.

Abadie recommande les injections sous-cutanées d'ergotine.

Dufour rapporte deux résultats favorables à la suite d'injections de morphine au moment de l'accident, mais il faut employer une haute dose pour aller jusqu'à l'effet nauséeux.

Lorsque l'opération est terminée, bander les deux yeux et maintenir le malade au lit pendant 3 jours. S'il survient de la douleur, changer le pansement plus tôt. Puis pansement monoculaire. Bandeau flottant ou lunettes teintées vers le 12e jour au plus tôt. Sortie vers le 15e jour. Les malades emphysémateux seront levés avant le 3ᵉ jour.

Au début : repos, chambre noire, nourriture molle, véronal contre insomnie, éviter les chocs sur l'œil.

Après l'opération, Valude recommande l'aldéhyde formique en solution à 1 o/o, répétée 6 fois par jour, en instillations lorsqu'après l'extraction de la cataracte, il se produit vers le troisième jour des signes d'inflammation.

Dans les cas d'infection, on peut employer le sérum de Roux par la voie buccale ou en injections suivant la méthode indiquée plus haut. Le collargol en frictions est signalé comme ayant arrêté des infections post-opératoires.

Le collargol peut être prescrit sous forme d'onguent de Crédé dont la formule est :

```
Collargol. . . . . . . . . . . . .   15 grammes.
Lanoline . . . . . . . . . . . .    20     —
Vaseline . . . . . . . . . . . .    80     —
```

Faire, avec un ou deux grammes de cette pommade, une à deux frictions par jour, alternativement à l'un et à l'autre avant-bras, nettoyé à la brosse jusqu'à rubéfaction pendant 15 à 30 minutes. Pour les injections intra-veineuses, se servir d'une solution au 1/100 dont on peut injecter 3 à 10 centimètres cubes par jour.

Lorsqu'on se trouve en présence de *cataractes secondaires*, Cantonnet conseille de faire l'incision avec la serpette ou une aiguille coupante si la membrane est mince. Si elle est plus épaisse, faire l'arrachement. Si elle est trop épaisse, se servir d'instruments à l'emporte-pièce. S'il s'agit d'une inflammation ancienne : faire l'irido-capsulotomie.

TRAITEMENT DU GLAUCOME

La question du glaucome, telle qu'elle se présente lorsqu'on cherche à se faire une idée d'ensemble en parcourant les différentes publications qui s'y rapportent, paraît assez complexe. A part quelques données précises, admises par le plus grand nombre des auteurs, tout le reste semble donner lieu à des discussions assez souvent contradictoires, et les opinions paraissent encore très divisées sur le mode de traitement à instituer suivant les différents cas.

C'est que le glaucome n'est pas toujours identique à lui-même. Tel cas est assez facilement modifié par le traitement, tel autre, au contraire, n'obéit à aucun moyen thérapeutique et l'opération elle-même reste inefficace, lorsqu'elle ne cause pas des désastres. Il serait donc illusoire de vouloir fixer une thérapeutique immuable. Il faut agir avec une extrême prudence, tâter la susceptibilité des malades, chercher, si possible, la cause déterminante et y porter remède ; surtout se laisser guider par les dangers que peut courir l'acuité visuelle. Se rappeler que, dans certains cas, une hésitation de quelques heures peut compromettre à jamais la vision. Nous allons envisager la conduite à tenir suivant les différents cas qui peuvent se présenter, nous indiquerons en même temps les procédés un peu spéciaux qui ont été préconisés, et qui pourraient être utiles à connaître et à tenter lorsque tous les autres moyens ont échoué et que l'œil court irrémédiablement à sa perte.

Conduite à tenir lorsqu'une attaque de glaucome se déclare.

Dans tous les cas, à moins de séclusion pupillaire, d'adhérences étendues de l'iris ou d'artériosclérose, (lorsque l'iris est épaissi, dur et peu mobile), employer les miotiques. Ils agissent en rétrécissant la pupille, en rétablissant la chambre antérieure, en ouvrant son angle de filtration, peut-être même en rendant plus fluides les sécrétions intraoculaires. *Ne jamais se servir des mydriatiques ni des substances capables d'amener la dilatation de l'iris, par crainte de créer ou de rendre plus violente une poussée glaucomateuse.*

Le plus actif des miotiques est *l'ésérine*. On

l'emploie généralement à l'état de sulfate ou de salicylate :

> Sulfate d'ésérine. . . . . . cinq centigrammes.
> Eau distillée. . . . . 10 grammes.

ou bien :

> Esérine.. . . . . dix centigrammes.
> Huile d'olives stérilisée. . 10 grammes.

Son action peut encore être augmentée si on lui adjoint la dionine qui agit sur la circulation sanguine et lymphatique de l'œil. L'ésérine a le grand inconvénient de ne pas donner de solutions stables. Elle se décompose rapidement; de plus, à la longue, elle est mal supportée et produit une irritation folliculaire. Pour retarder son alté-ration, on peut lui adjoindre de la glycérine à 1 o/o ou de l'acide borique à 3 o/o. Il est bon de ne l'employer que passagèrement au moment des accès et pendant 8 à 10 jours si on l'utilise seule; l'associer à un autre miotique si on désire en continuer assez longtemps l'usage. Les solutions huileuses sont plus stables et moins irritantes ; mais d'une préparation assez délicate.

La *pilocarpine* est moins active que l'ésérine, sa durée d'action est moins longue, mais, par contre, elle n'est pas irritante et peut être employée indéfiniment.

Mode d'emploi des miotiques.

Lorsqu'on est appelé auprès d'un malade atteint d'une attaque de glaucome, en particulier lorsqu'il s'agit d'une attaque aiguë, commencer tout d'abord par instiller à plusieurs reprises, à de courts intervalles, quelques gouttes de la solution d'ésérine jusqu'à ce que l'iris commence à ce contracter. A partir de ce moment, répéter les instillations de 2 en 2 heures, en se contentant le plus souvent d'en faire pendant la journée. Elles devront être suspendues dans le courant de la nuit si le malade s'endort, car le sommeil a une action calmante démontrée et arrête même les crises légères.

L'ésérine peut alors être : soit associée à la pilocarpine, soit remplacée par cette dernière. On peut employer la formule :

Nitrate de pilocarpine . dix centigrammes.
Sulfate d'ésérine . . . . trois centigrammes.
Eau distillée . . . . . . 10 grammes.

ou bien :

Dionine . . . . dix centigrammes.
Nitrate de pilocarpine . cinq centigrammes.
Salicylate d'ésérine. . . deux centigrammes.
Eau distillée . . . . . . 10 grammes.

Instiller une goutte de ce collyre toutes les 1/2 heures, jour et nuit, au début de l'accès, jusqu'au lendemain. Terson déconseille le mélange d'ésérine et de pilocarpine et préfère alterner les collyres.

Se rappeler que l'action des miotiques ne dure que quelques heures (surtout pour la pilocarpine), et que, lorsque leur action doit être continue, il faut renouveler les instillations au moins toutes les 4 heures.

Dès que les phénomènes inflammatoires commencent à s'amender, le collyre à l'ésérine doit être prescrit 3 fois par jour : le matin au réveil, à midi, le soir au coucher. Après l'accès, 2 instillations seulement par jour : une le matin, l'autre le soir, en réduisant de plus en plus la dose, puis pilocarpine pendant très longtemps, au moins une fois par jour ; on évitera ainsi souvent des rechutes. Si l'on emploie la pilocarpine à la place de l'ésérine, pendant les périodes aiguës, prescrire :

Nitrate de pilocarpine, dix à vingt centigrammes.
Eau distillée . . . . 10 grammes.

ou bien :

Dionine. . . . . dix centigrammes.
Chlorhydrate de pilocarpine. cinq centigrammes.
Eau distillée . . . . 10 grammes.

à employer en instillations répétées 4 à 6 fois par jour et même plus souvent au début des accès.

Ne jamais cesser brusquement l'usage des miotiques et régler leur emploi d'après l'état de rougeur de l'œil.

Darier dit avoir obtenu la diminution de la tension avec l'adrénaline, mais cela n'a pas été confirmé et si, dans certains cas, une amélioration a été constatée, dans d'autres il y aurait eu aggravation.

Telle est la méthode à employer au moment des crises aiguës, dans les formes subaiguës ou chroniques, pour diminuer momentanément la pression intra-oculaire et la maintenir normale dans l'intervalle des crises. Elle rend de grands services, soulage les souffrances, écarte momentanément les dangers qui menacent la vision, prévient parfois de nouvelles attaques, mais elle ne doit pas être considérée, dans la majorité des cas, comme curative. Elle arrête les dangers immédiats et, surtout, permet d'attendre le moment propice pour faire une iridectomie; elle prépare l'intervention qu'elle rend plus facile en rétablissant la chambre antérieure et en diminuant les risques de complications. Nous envisagerons plus loin quel est le moment le plus propice pour tenter cette opération suivant les cas.

Concurremment avec ce traitement il est bon d'employer les moyens décongestionnants, soit de voisinage : 2 ou 3 sangsues à la tempe du même côté (excellent moyen pour agir sur la circulation de l'œil), soit à distance : bains de pieds chauds ou sinapisés. On peut également faire de la dérivation sur l'intestin avec les purgatifs salins. On peut essayer localement les compresses chaudes ; cependant plusieurs auteurs en déconseillent l'emploi.

Comme régime pendant les accès : repos surtout moral. Eviter l'air confiné. Bandeau flottant. Alimentation légère. Éviter tout ce qui pourrait congestionner.

Contre la douleur, différents moyens peuvent être employés : l'antipyrine, l'aspirine, les injections de morphine. Cette dernière substance a, en outre, l'avantage, qu'elle partage avec l'opium, d'avoir une tendance à rétrécir la pupille.

La dionine agirait comme hypotenseur et comme calmant. Elle peut être employée soit en poudre, mais alors donne lieu à une réaction violente, soit en collyres à 2 ou 5 o/o, seule, ou associée soit à la pilocarpine, soit à l'ésérine, ou à ces deux substances réunies. Faire des instillations par séries de 4 à 5, espacées de 5 à 10 minutes et répétées 2 ou 3 fois par jour. Les premières instillations de dionine doivent, autant que possible, être faites en présence du médecin qui en vérifiera les effets, et pourra rassurer le malade si un chémosis volumineux se produisait.

L'iodate de soude a été employé par Schielle en injections sous-conjonctivales. Il injecte tous les 3 ou 4 jours 1 centimètre cube d'une solution à 1/1000 additionnée d'une à 3 gouttes d'acoïne à 1 o/o. La douleur serait nulle. Ces injections auraient un effet analgésique remarquable. Les douleurs disparaîtraient. L'action curative serait manifeste. Elle agirait indirectement comme lymphagogue en dilatant le système circulatoire de l'œil et serait spécifique dans la cure des affections oculaires syphilitiques et rhumatismales; elle serait antiseptique par l'iode mis en liberté et agirait également favorablement dans les cas d'iritis et de cyclite.

Le salicylate de soude, à la dose de 3 grammes par jour, et o^{gr} 5o de quinine, le soir, associés aux miotiques, ont pu, dans certains cas, arrêter rapidement des attaques de glaucome.

Le massage a été préconisé par Domec qui aurait obtenu ainsi l'arrêt d'attaques dans un bref délai.

Morax reconnaît au salvarsan et à ses dérivés un pouvoir hypotenseur quelquefois plus énergique et plus durable que celui des miotiques. Il le conseille surtout dans le traitement des glaucomes secondaires.

Allard tente de modifier l'excitabilité du grand sympathique pour arrêter les attaques de glaucome, en employant des applications de courant galvanique de grande intensité. L'électrode négative de 3oo centimètres carrés est appliquée sur le dos et la nuque; l'électrode positive, en forme de languette de 8 à 10 centimètres, occupe le sillon situé au bord antérieur du sterno-mastoïdien. Employer un courant de 20 volts avec 15 ou 20 milliampères, en le laissant agir 20 minutes ou 15, suivant l'intensité. Faire 3 séances par semaine, en tout 15 ou 20 séances. Il emploie ce procédé dans le glaucome simple et le glaucome absolu.

TRAITEMENT GÉNÉRAL

Wagenmann dit avoir obtenu de bons résultats d'un traitement anti-goutteux. Chez les arthritiques, essayer l'usage prolongé des iodures, des dissolvants de l'acide urique, des hypotenseurs, des sédatifs. Régime alimentaire approprié.

La quinine, la digitale et autres médicaments cardiaques agissent favorablement par leur pouvoir vaso-constricteur. Zimmermann emploie le strophantus : 8 à 10 gouttes de teinture dans les cas aigus, toutes les demi-heures, jusqu'à la manifestation des premiers effets. Dans les cas moins pressants, 3 à 6 gouttes, 3 ou 4 fois par jour. Pour éviter l'accoutumance, remplacer par l'extrait fluide d'adonis toutes les 2 heures. Cette médication stimulerait en même temps le cœur. Avec cela, alimentation abondante, séjour dans climat à altitude modérée, et hydrothérapie.

Favoriser le sommeil (chloral et véronal); faire l'examen des organes génitaux, du nez, éviter les veillées, la vie trop sédentaire, tout ce qui est de nature à congestionner ou à déprimer, prescrire des verres aux hypermétropes.

Cantonnet a essayé la dérivation sur le rein. Après recherche de la perméabilité rénale aux chlorures, il administre 5 à 10 grammes de sel commun par jour. Si les chlorures ingérés sont éliminés en totalité ou presque complètement, il continue en surveillant. Si l'élimination est insuffisante, il déchlorure par suppression de sel dans les aliments, régime lacté, lactose seule ou avec d'autres diurétiques. Il y aurait amélioration des symptômes irritatifs pendant le cours de ce traitement. Dès qu'une amélioration suffisante est survenue, il faut diminuer la dose de chlorures.

Dans quel cas doit-on faire l'iridectomie et quel est le moment le plus propice pour tenter cette opération ou d'autres similaires?

On ne saurait établir une règle générale; l'intervention doit être surtout subordonnée à la forme plus ou moins aiguë du glaucome et au danger plus ou moins immédiat que court la vision.

A l'état prodromique, employer les miotiques et n'avoir recours à une intervention immédiate que lorsque le second œil a déjà été perdu par glaucome ou qu'il s'agit d'une prédisposition héréditaire. Si les miotiques restent inefficaces et que les accès se répétent avec la même intensité et la même fréquence, il ne faut plus temporiser, il faut faire l'iridectomie qui donne généralement d'excellents résultats.

Dans le glaucome aigu, tout dépendra de la façon dont agissent les miotiques et de l'intensité de l'accès. Si l'accès cesse rapidement, il est permis d'attendre et de chercher à obtenir la guérison par les miotiques, tout en se tenant prêt à intervenir s'il y a rechute. L'opération peut être différée quelque temps chez les jeunes; chez les gens âgés, surtout chez les artério-scléreux, il est préférable d'opérer dès que cela sera possible. Si l'iris ne bouge pas, si la tension reste la même, alors intervenir sans tarder. Si l'effet miotique se fait attendre et si la tension et le trouble persistent sans modification, opérer dans les 2 ou 3 premiers jours.

Dans le glaucome suraigu opérer le plus tôt possible, dans les premières heures, après avoir cherché à modifier l'état de l'œil par les miotiques afin de rendre l'opération plus facile par le rétablissement de la chambre antérieure et la diminution de la tension. On pourrait tenter, dans ce but, une sclérotomie postérieure. Faire, autant que possible, l'anesthésie générale ou, tout au moins, employer l'adrénaline avec la cocaïne et l'ésérine. Pour plus de sûreté, faire une injection de morphine à la tempe, un quart d'heure avant l'opération. Instiller des miotiques dans les 2 yeux, même si l'un d'eux paraît indemne.

Dans le glaucome chronique pour les sclérectomies, l'anesthésie locale est préférable. Morax, avant la désinfection pré-opératoire, instille une première goutte de novocaïne à 1/20 dans les 2 yeux, pour éviter l'irritation qui pourrait être produite par la pénétration de savon dans l'œil. Pendant la désinfection, il instille dans l'œil à opérer une à 2 gouttes de collyre à la cocaïne à 1/30, puis injecte sous la conjonctive, dans le cul-de-sac supérieur, aussi loin que possible, 2 à 3 gouttes d'une solution stérile de cocaïne adrénaline. S'il n'y a pas ou peu de chambre antérieure et que la tension reste élevée, faire la sclérotomie réduite ou la ponction du vitré. Ne faire l'iridectomie qu'après rétablissement de la chambre antérieure. Être très prudent si l'hypertension est considérable, craindre la luxation du cristallin et les hémorragies. Chez les artério-scléreux, craindre surtout les hémorragies. Se rappeler que, dans les cas de tumeurs, la tension présente de grandes fluctuations.

S'il se produit de nouvelles attaques, faire une ponction au niveau de l'ancienne cicatrice ou plus en arrière, en pleine sclérotique, ce qui donne parfois d'excellents résultats. Faire, au besoin, une nouvelle iridectomie, en bas, malgré l'éblouissement. Continuer longtemps l'usage des miotiques. Terrien conseille, dans les cas de glaucome chronique, de ne faire l'iridectomie que lorsqu'il y a hypertension manifeste.

Dans le cas de *glaucome irritatif simple*, l'iridectomie n'est pas aussi urgente et peut être remplacée par des sclérotomies réduites ou des paracentèses provisoires avec les miotiques. Si le champ visuel et l'acuité diminuent, faire d'abord des sclérotomies et des ponctions étroites pour tâter la susceptibilité du globe avant de faire une iridectomie qui parfois peut être funeste. Songer dans ces cas au traitement général : sulfate de quinine, iodure de potassium à l'intérieur. L'iridectomie simple est d'une action généralement insuffisante dans le glaucome chronique. La sclérecto-iridectomie par les procédés de Lagrange, Holth ou Fergus-Elliot est ici particulièrement indiquée. Si elle ne guérit pas le glaucome, elle réussit, dans un grand nombre de cas, à maintenir la fonction visuelle pendant des mois et même des années.

Dans le glaucome infantile, les résultats sont en général peu encourageants. Éviter d'opérer lorsque l'œil est devenu buphtalme.

Dans le glaucome absolu, ne pas opérer si l'œil reste tranquille. L'opération est délicate et dangereuse. N'opérer que lorsqu'on sera sûr d'enlever un lambeau d'iris assez grand. L'insuccès peut être considéré comme la règle. Si les douleurs sont trop fortes, faire l'énucléation. La sclérotomie postérieure peut être faite pour abaisser momentanément la tension.

Dans les glaucomes secondaires, opérer s'il y a une synéchie totale. En général, dans les autres cas, il est préférable de s'attaquer à la cause de l'hypertonie plutôt que de pratiquer l'iridectomie. Se rappeler, dans ces conditions, l'efficacité des injections de salvarsan, ainsi que cela a été mentionné plus haut.

Dans le glaucome hémorragique, beaucoup de chirurgiens n'opèrent pas. Il y a cependant des cas de guérison. On peut opérer, tout en envisageant la nécessité d'une intervention plus radicale.

La sclérotomie sera surtout tentée dans le cas d'amaurose avec douleurs ou d'hydrophtalmie.

Dans des cas de glaucome non améliorés par

l'iridectomie, on pourrait essayer les courants de haute fréquence. Faire des séances de 3 à 15 minutes qui sont facilement supportées. On cite une amélioration très notable, après 11 séances, chez un malade de ce genre, âgé de 70 ans.

Comment chercher à éviter de nouvelles attaques?

Se souvenir que l'attaque de glaucome survient quelquefois d'emblée chez les gens nerveux, à la suite d'une contrariété, d'où nécessité de repos moral absolu.

Walter se trouve bien de la pipérazine pour prévenir les attaques et relate des cas arrêtés sans iridectomie.

Chercher la cause, traiter l'état général et faire un usage prolongé des miotiques.

Se rappeler que parfois, une opération faite sur un œil glaucomateux peut causer une crise de glaucome sur l'autre œil jusque-là indemne, et qu'il est prudent, dans ces conditions, d'instiller des miotiques dans les deux yeux au moment de l'opération.

TRAITEMENT DES PLAIES DE L'ŒIL

Les plaies oculaires doivent être traitées avec un soin tout particulier et le plus rapidement possible, si l'on veut éviter les complications redoutables qu'elles sont susceptibles d'engendrer. C'est, qu'en effet, les lésions étendues de la conjonctive peuvent donner naissance au symblépharon, les pertes de substance de la cornée dégénérer en ulcère progressif, les blessures du corps ciliaire être le point de départ d'une ophtalmie sympathique, et celles du corps vitré entraîner une panophtalmie.

Comme précautions préliminaires, l'opérateur doit faire une désinfection minutieuse de ses mains et de la région : savon, teinture d'iode à 1/10 pour les téguments. Si ces derniers seuls sont atteints, protéger l'œil préalablement insensibilisé par la cocaïne, en plaçant de la ouate humide sous la paupière supérieure.

Faire une injection de sérum antitétanique, si la plaie est anfractueuse ou paraît avoir été souillée.

Laver prudemment l'œil avec 200 centimètres cubes d'eau bouillie chaude, de sérum ou d'eau alcalinisée avec du borate ou du bicarbonate de soude. Terrien conseille de s'abstenir, en principe, des lavages antiseptiques généralement mal tolérés. Rohmer, au contraire, traite l'œil à ciel ouvert, sans pansement, avec irrigations répétées toutes les heures, à l'aide d'un antiseptique quelconque : sublimé, ou mieux, cyanure d'hydrargyre.

Enlever les corps étrangers immédiatement, lorsqu'ils sont superficiels. Il y aurait lieu de faire plusieurs interventions espacées s'ils étaient trop nombreux. Explorer minutieusement toutes les anfractuosités qui pourraient en recéler. S'il s'agit de corps étrangers magnétiques, employer l'électro-aimant, éviter les manœuvres d'extraction dans le corps vitré et ne pas chercher à enlever les grains de plomb s'ils ne sont pas très facilement accessibles. Instiller de la pilocarpine s'ils sont profonds afin de prévenir l'hypertension.

Faire l'énucléation s'il se produit de l'irritation.

Rollet est partisan de l'extraction des corps

étrangers non magnétiques, après trépanation sclérale, lorsqu'ils ont été repérés par la radiographie.

Lorsque la conjonctive seule est atteinte, s'il y a plaie assez étendue, suturer. Si la perte de substance est notable, disséquer et ramener la conjonctive voisine. Éviter de se servir de l'arnica ou de l'eau blanche, faire usage des solutions aseptiques ou antiseptiques faibles, de la pommade à l'iodoforme, à l'ectogan :

    Ectogan . . . .   0 gr 20
    Lanoline . . . .   6 grammes.
    Huile de vaseline   4   —

(ne pas prescrire l'huile de vaseline avec l'iodoforme qu'elle dissout en mettant l'iode en liberté), ou employer la pommade au vioforme qui a été expérimenté par Dutoit. Ce dernier médicament serait neutre, inodore, facilement stérilisable à la température de 115° sans se décomposer. Il aurait, en outre, l'avantage de tarir la suppuration des plaies infectées, et préserverait de l'infection sans exercer les actions irritante et toxique de l'iodoforme.

Les brûlures seront traitées par la désinfection des paupières et de la conjonctive, l'instillation, plusieurs fois par jour, d'un collyre huileux à la cocaïne à 1 0/0, et un pansement sec, binoculaire si possible, souvent renouvelé. Comme l'huile est irritante à cause de l'acide oléique qu'elle contient, il est préférable de se servir d'huile lavée à l'alcool et stérilisée. Faire des pansements humides gras si les téguments sont intéressés.

S'il s'agit de brûlure grave, faire des lavages abondants, sauf pour la chaux vive.

Pour les acides, se servir d'eau alcaline : eau de Vichy, bicarbonate ou même eau simple.

Pour les bases, avoir recours aux lotions acidulées par l'acide borique, le vinaigre, le jus de citron.

Pour la chaux, employer l'eau sucrée, et enlever à la pince, après cocaïnisation, les débris de cette substance qui pourraient adhérer à la muqueuse.

Les brûlures par ammoniaque, qui paraissent bénignes au début, deviennent parfois très graves, dans la suite, et réclament une attention toute particulière. Être très prudent pour le pronostic et la rédaction des certificats.

En présence de lésions étendues de la conjonctive, chercher à éviter le symblépharon en bourrant les culs-de-sac avec de la vaseline, et en mobilisant souvent les paupières. Éviter l'emploi de la pommade jaune ou du calomel chez les malades qui prennent de l'iode.

Les plaies non pénétrantes de la cornée seront

traitées par les lavages, les compresses chaudes et un pansement légèrement compressif. La pilocarpine peut rendre des services dans ces cas. Surveiller et soigner les voies lacrymales si elles paraissent infectées.

Les autres plaies de la cornée seront traitées d'une façon différente suivant les complications qui les accompagnent : Existe-t-il une hernie de l'iris, la réséquer si elle est volumineuse. Si elle est ancienne, avoir recours aux cautérisations pour la faire disparaître. D'après Terson, l'usage prolongé de la pilocarpine arriverait parfois à faire rentrer insensiblement des hernies remontant à un certain temps.

En cas de blessure centrale et de faible hernie, chercher, autant que possible, à faire rentrer cette dernière par l'atropine. Lorsque la hernie est périphérique, se servir des miotiques ou essayer de la réduire avec une spatule. Toutes ces tentatives de réduction ne pourront être envisagées que lorsque l'accident sera récent et que l'iris n'aura pas subi de dangers de contamination.

Éviter de faire des sutures de la cornée. Après avoir réduit ou excisé l'iris, employer l'argyrol, la pommade à l'iodoforme à 10 0/0 ; ou à l'ectogan à 1 0/0, être prudent dans l'emploi des collyres ; si cela est possible, recouvrir la plaie avec la conjonctive. Pansement sec s'il y a peu de réaction, humide dans le cas contraire ; au besoin, mettre 2 ou 3 sangsues à la tempe.

Les déchirures de l'iris seront traitées par le repos de l'œil, des compresses chaudes et des instillations d'atropine, sauf si la tension augmente. S'il existe de la paralysie de l'accommodation, se servir de la pilocarpine. Les corps étrangers de l'iris seront extraits avec ou sans iridectomie, suivant les cas.

Les plaies scléroticales, sans lésions de la conjonctive, seront traitées par un simple pansement et le repos. Les autres seront recouvertes d'un pont conjonctival. On pourra faire l'insufflation sous-conjonctivale, attirer la partie soulevée et la suturer avec des fils de soie (oo ou ooo). Si l'on doit faire une suture sclérale, ne pas prendre toute l'épaisseur de la sclérotique pour éviter le plissement et une cicatrice vicieuse pour la rétine. La suture immédiate de la conjonctive doit être la règle lorsque les trois enveloppes de l'œil sont divisées.

Les plaies cornéo-sclérales comportent un pronostic réservé à cause du voisinage du corps ciliaire. Suturer la conjonctive au-devant de la plaie, pansement humide et repos au lit. Dans le cas de plaie étendue, si l'on est obligé de suturer, faire un pansement binoculaire et laisser longtemps les fils. Des lésions étendues de la région ciliaire peuvent parfois faire envisager l'énucléation. Ne pas se hâter d'intervenir. Repos au lit et pansement humide simple ou avec une solution d'ichtyol à 2 o/o.

Le cristallin luxé dans la chambre antérieure, par traumatisme, doit être extrait le plus rapidement possible. Pour faciliter l'opération, Cerise recommande de faire une très légère ponction en plein corps vitré, à l'équateur de l'œil. En dehors de ce cas, lorsque le cristallin est déplacé ou lésé, ne pas agir trop tôt, ne l'extraire immédiatement que s'il gêne la coaptation de la plaie. Quand il est sous la conjonctive, attendre la cicatrisation. Pour les cataractes, attendre l'opacification complète, sauf s'il se produisait des complications. Employer l'atropine si la tension est normale. Contre l'hypertension, extraire les masses molles et prescrire de l'ésérine. (Voir le chapitre consacré au traitement des cataractes pour de plus amples renseignements.)

Faire la suture de la cornée s'il y avait tendance au renversement, et dans les cas de grand traumatisme, avoir quelquefois recours à la tarsorraphie.

Les blessures de la rétine et du nerf optique ne réclament aucune intervention.

Dans les cas de vaste plaie intéressant le corps

ciliaire avec perte importante de vitré et œil flasque, l'énucléation immédiate pourrait être envisagée. Cependant, ne pas se hâter d'intervenir, certains de ces yeux pouvant conserver encore un peu de vision, et étant susceptibles de fournir un bon moignon pour la prothèse. Employer des pansements aseptiques et attendre. Intervenir à la moindre menace d'irritation.

Lorsqu'il survient de l'infection : pansements chauds, compresses chaudes trempées dans une solution d'ichtyol à 2 o/o, pansements humides souvent renouvelés, instillations d'argyrol à 2/10, de dionine, de sublimé à 1/1000 une fois par jour, ou mieux d'énésol (une ampoule matin et soir), cautérisations, injections sous-conjonctivales, sansgsues, éviter l'adrénaline, employer le collargol, le sérum antidiphtérique selon les méthodes exposées plus haut (voir traitement des kératites).

En cas de panophtalmie, Darier fait faire des instillations répétées nuit et jour, aussi fréquemment que possible, avec la solution :

Cyanure d'hydrargyre. . . . un centigramme.
Chlorhydrate de cocaïne. . . dix centigrammes.
Dionine. . . . . dix centigrammes.
Eau stérilisée . . . . 10 grammes.

Le traitement de la panophtalmie confirmée

consiste en : applications chaudes, pansements humides au début. Lorsque la suppuration a commencé, applications froides, sangsues à la tempe, purgatifs, pointes de feu profondes, ablation de la cornée, éviscération.

L'ophtalmie sympathique constitue une complication redoutable plus ou moins lointaine des plaies oculaires. Nous avons vu plus haut les précautions à prendre pour l'éviter. Darier, lorsqu'il y a blessure de l'œil pouvant l'entraîner, cautérise au galvano-cautère toute la partie infectée de la blessure aussi profondément que possible, même dans le corps vitré ou le cristallin, si c'est nécessaire. Il fait ensuite un recouvrement conjonctival, puis une injection d'une pleine seringue d'une solution de cyanure d'hydrargyre à 1/1000, profondément, dans le tissu de l'orbite. S'il se produit des phénomènes sympathiques, alors que l'œil blessé n'est pas gravement atteint, il endort le malade, rouvre la plaie, la cautérise profondément, puis la recouvre avec une autoplastie conjonctivale. Ensuite, injection d'une pleine seringue de cyanure d'hydrargyre à 1/500 ou 1/1000, puis il fait la même injection pour l'œil sympathisé le plus en arrière possible, et prescrit 3 sangsues à la tempe. Le lendemain, frictions mercurielles, instillations presque continues, au besoin toutes les demi-heures du collyre :

> Sulfate d'atropine . . . . cinq centigrammes.
> Dionine . . . . dix centigrammes.
> Chlorhydrate de cocaïne. dix centigrammes.
> Solution de cyanure d'hy-
> drargyre à 1/1000. . . . dix grammes.

Il fait continuer assez longtemps les injections.

Haab introduit dans la chambre antérieure un bâtonnet d'iodoforme.

Abadie, après cautérisation, a conseillé de pousser dans l'œil deux gouttes d'une solution de bichlorure de mercure à 1/500 ou à 1/1000.

Ces différents moyens se sont montrés souvent peu efficaces. Le meilleur moyen d'arrêter et de prévenir une ophtalmie sympathique est encore l'énucléation avec résection étendue du nerf optique, lorsque des phénomènes irritatifs se manifestent du côté de l'œil sain ou que l'œil blessé reste douloureux et enflammé. On y ajoute un traitement mercuriel et salicylé intensif avec des injections mercurielles locales.

Dès qu'une uvéite traumatique prend des caractères plastiques, employer, dans les cas légers, les mydriatiques souvent répétés, des compresses chaudes, des cataplasmes, des émissions sanguines, le collargol en solution aqueuse à 3, 4 ou 5 o/o, et en frictions. Contre la douleur, prescrire le salicylate de soude (1 à 2 grammes) ou un sel de quinine (0,40 à 0,50). Mellinger recommande d'injecter sous la conjonctive le contenu d'une seringue de Pravaz remplie d'une solution de chlorure de sodium à 2 ou 5 o/o. Mettre un bandeau occlusif jusqu'au lendemain. Ce procédé serait excellent pour calmer la douleur dans les cas d'inflammation de l'uvée. La dionine en collyre à 2 ou 5 o/o est également efficace. On peut adjoindre à ce traitement des paracentèses.

Si l'état ne s'améliore pas, l'énucléation s'impose. Elle n'est contre-indiquée, dans les cas confirmés, que lorsque l'œil blessé a une vision supérieure ou au moins égale à celle de l'œil sympathisé.

Ce dernier sera traité par des instillations d'atropine, des compresses chaudes. Éviter les miotiques qui congestionnent l'uvée et favorisent les adhérences. Ne pas opérer dans la période d'activité, sauf dans les cas de synéchies totales (se contenter, si possible, d'une transfixion de l'iris) ou lorsque la tension devient extrême (faire des paracentèses). Employer le salvarsan.

Comme traitement général, instituer le traitement mercuriel, de préférence en frictions, et faire prendre, en même temps, 2 à 4 grammes, par jour, d'iodure alcalin, par périodes de 12 à 15 jours. Panas se servait d'huile biiodurée en injections. On peut également avoir recours aux solutions aqueuses de sublimé, de cyanure d'hydrargyre, de cyanure double de mercure et d'or (0,5 à 1 o/o) ; injecter, en moyenne, tous les deux jours, un centimètre cube d'une de ces solutions profondément dans les muscles de la fesse. Employer le salicylate de soude, à la dose de 2 ou 3 grammes, dans une potion chaude, le soir en se couchant. Il se produit de la sudation, la douleur se calme et l'état peut s'améliorer. Porter des lunettes fumées, habiter une chambre bien aérée, employer le collargol, de préférence en frictions. Terrien a obtenu de bons résultats d'un traitement à la tuberculine après énucléation.

Darier recommande, lorsque l'œil blessé a été enlevé, d'injecter dans le fond de l'orbite une pleine seringue d'une solution de cyanure d'hydrargyre à 1/500 ; ensuite, pour l'œil sympathisé, alors que le malade est encore endormi, de faire, en arrière du globe, une injection sous-conjonctivale de cyanure à 1/1000, puis, dès le lendemain, une cure mercurielle avec frictions, chaque jour, de 4 grammes de lanoline hydrargyrique. Au quatrième jour, nouvelle injection avec 2 ou 3 sangsues à la tempe, instiller dans l'intervalle des injections, toutes les heures ou demi-heures, quelques gouttes du collyre avec cyanure, dionine, atropine, dont il a été question plus haut. Diminuer le nombre et la force des injections et ne pas cesser brusquement.

En résumé, en présence de plaies oculaires, à part les cas ou le second œil paraît menacé, s'abstenir de l'énucléation immédiate, calmer les phénomènes inflammatoires, faire la suture précoce de la conjonctive. Si la cornée est intéressée, employer le traitement des plaies cornéennes. Dans tous les cas : repos au lit, pansement antiseptique sec ou humide fréquemment renouvelé.

TRAITEMENT DE QUELQUES LÉSIONS INTRA-OCULAIRES

Hémorragies.

Pour les *hémorragies des adolescents*, Abadie conseille le traitement général par l'extrait de quinquina à dose journalière de 0,05 centigrammes à 1 gramme, par le perchlorure de fer, la limonade sulfurique, l'ergotinine. Nieden vante l'emploi de l'iodure de potassium associé au biiodure rouge de mercure. Haab préconise les frictions mercurielles et l'iodure ; De Lapersonne a proposé la thyroïdine. Prescrire le repos au lit, l'émétine ou les pilules suivantes :

Extrait d'hamamélis . . . . o ^{gr} o5
Ergotine . . . . dix centigrammes.

Pour une pilule, 2 à 3 par jour.

On peut utiliser le sérum gélatiné, en employant la formule :

> Gélatine pure et stérilisée . .   2 grammes.
> Chlorure de sodium   1   —
> Eau distillée 100   —

stériliser soigneusement par crainte du tétanos.

Les *hémorragies des artério-scléreux* précèdent souvent les hémorragies cérébrales et permettent parfois de les prévenir par un traitement approprié institué à temps : régime lacté, déchloruration, iodure de sodium, théobromine. Ces moyens ne pourront être dangereux. Il n'en est pas de même de l'ergotinine dont il ne faut se servir qu'avec grande prudence.

La pilocarpine rend de grands services localement en collyres à 1 ou 4 0/0, plusieurs fois par jour. Elle prévient en même temps l'hypertonie. On pourra aussi l'employer comme sudatif en injections à la dose de 1/2 centigramme tous les 2 jours, faites *le matin à jeun* pour être inoffensives.

Employer également les sangsues ou les ventouses de Heurteloup, les bains de pieds chauds répétés, l'ingestion de calomel à doses fractionnées. On peut aussi faire de la révulsion avec des injections sous-conjonctivales de cyanure d'hydrargyre ou d'eau salée. L'électricité sous forme de courant continu semble avoir donné de bons résultats. Malgré tout, le pronostic est souvent mauvais.

Le chlorure de calcium réussit généralement bien dans les cas d'hémorragie rétinienne, en particulier dans les rétinites albuminuriques. Renon commence par 10 centigrammes par jour, pendant 5 ou 6 jours, puis, si l'albumine ne diminue pas, augmente la dose de 10 centigrammes pendant 2 à 3 jours, pour arriver progressivement à 5o centigrammes par jour, dose qu'il conseille de ne pas dépasser. Continuer l'usage du chlorure de calcium pendant 25 à 3o jours, à cause de l'effet tardif.

Chevallereau l'emploie à la dose de 1 gramme d'emblée, par jour, sans avoir constaté d'inconvénient.

Les pré-scléreux à hémorragies rétiniennes ou vitréennes pourront essayer Evian, Thonon, ou mieux, Bourbon-Lancy.

Contre *l'embolie de l'artère centrale* de la rétine : combattre la cause, très souvent artériosclérose ; prescrire les hypotenseurs. Penser à la syphilis. Plusieurs auteurs ont recommandé le massage énergique de l'œil, pratiqué après cocaïnisation (car il est douloureux), pendant une ou deux minutes, une ou deux fois par jour, à ne pas continuer au-delà de 15 jours si le résultat est négatif (Perles). Ce massage doit comprendre toute l'étendue du globe oculaire accessible. La digitale donne des résultats dans les cas d'obstruction incomplète. Tout à fait au début, on peut employer une injection de caféine.

Contre la thrombose de la veine centrale, prescrire le repos, des émissions sanguines, locales ou générales, mais seulement chez les sujets vigoureux. S'il y a présomption de syphilis, prescrire le traitement mercuriel. Le massage du globe oculaire est à essayer.

Pour l'embolie et la thrombose, on peut avoir recours, avec beaucoup de prudence, aux inhalations de nitrite d'amyle.

Le traitement des choroïdites comporte tout d'abord le repos absolu de l'œil, avec saignées locales (ventouses ou sangsues à la tempe ou à l'apophyse mastoïde) à renouveler plus ou moins fréquemment, suivant l'intensité de la maladie ou sa ténacité, en les espaçant de plusieurs jours ou de plusieurs semaines, suivant les cas. Maintenir le malade dans une chambre obscure. Ne se servir de l'atropine que lorsque l'œil est hypotone, à cause de l'éblouissement et de la photophobie qui résultent de son emploi, et prescrire une visière ou des lunettes fumées pour remédier à ces inconvénients. Faire des applications chaudes fréquemment répétées ; prescrire la dionine contre la douleur, surtout s'il y a menace d'hypertension, et avoir recours au mercure, même dans les cas non spécifiques, en raison de son action antiphlogistique. On peut s'adresser également à l'iode dans le même but.

Darier recommande de faire des injections sous-conjonctivales avec la solution :

> Cyanure de mercure . . un centigramme.
> Chlorure de sodium . . un gramme.
> Eau distillée . . . . . 50 grammes.

y ajouter un peu d'acoïne au moment de l'emploi et en injecter tout d'abord 1/4 de seringue, puis aller jusqu'à une seringue.

Pour les scléro-choroïdites antérieures, en dehors des mercuriaux, des salicylates, de l'aspirine, de la morphine, des sangsues, on emploiera les compresses chaudes, l'atropine, la dionine, et, s'il y a hypertension, on fera l'opération d'Elliot.

Les scléro-choroïdites ou chorio-rétinites spécifiques, seront soumises au traitement antisyphilitique énergique sous forme de frictions mercurielles, d'injections intra-musculaires ou intra-veineuses, et on pourra faire prendre, dans l'intervalle, de l'iodure de potassium par fortes doses de 4 à 8 grammes par jour. On interdira les boissons alcooliques. Pendant toute la période aiguë : repos oculaire, chambre obscure, lunettes fumées. Dès que la maladie paraîtra enrayée, s'adresser aux excitants : électricité et strychnine.

Sourdille, dans ces cas, recommande de faire tous les deux jours des injections sous-conjonctivales avec 4 ou 5 gouttes de la solution :

Iode métallique. . . deux centigrammes.
Iodure de potassium . 2 grammes.
Eau distillée. . . . 40 —

En présence d'une *chorio-rétinite maculaire*, recommander le repos oculaire prolongé : complet pendant la période aiguë, relatif dans la période d'accalmie. Prescrire des saignées locales ou générales que l'on fera suivre d'un séjour dans une chambre obscure avec repos absolu du corps. Traitement mercuriel et antiphlogistique intensif. Localement, on peut essayer les injections sous-conjonctivales de cyanure de mercure recommandées par Darier.

L'électrothérapie ne sera employée que lorsque toute irritation aura disparu. Désintoxiquer l'organisme par le mercure et l'iodure de potassium à petites doses.

Contre *la choroïdite disséminée*, employer de faibles doses de mercure renforcées par l'iodure de potassium. Faire des saignées locales abondantes au moment des poussées aiguës, et envoyer les malades dans les stations thermales sulfureuses.

Traiter _la choroïdite aréolaire_, par de fortes doses d'iodure de potassium. Enfin, pour _la choroïdite tuberculeuse_, s'adresser surtout à l'iodoforme, soit à l'intérieur (Panas), soit localement, sur le globe. Certains auteurs l'ont même introduit dans la chambre antérieure. Ne prescrire que des collyres calmants et antiphlogistiques, à l'exclusion de toute médication irritante.

Comme traitement général : suralimentation, médication fortifiante, hygiène sévère. Thomalla s'est servi avec succès de créosote à doses croissantes, jusqu'à 4 grammes 50 par jour, en même temps que de l'iodure de potassium.

Pansier (d'Avignon) s'est bien trouvé des courants continus dans l'irido-choroïdite aiguë où il a obtenu des effets antiphlogistiques et surtout analgésiques. Il applique, tous les jours, des courants de 3 à 5 milliampères pendant 15 à 20 minutes, l'électrode négative sur la paupière, l'électrode positive à l'apophyse mastoïde.

En présence _des troubles du vitré_ à la suite des choroïdites diverses, d'épanchement sanguin, ou de glaucome, Giraud-Teulon a obtenu un éclaircissement rapide après quelques séances de 8 à 10 minutes. Il place ses électrodes sur la paupière, et derrière l'oreille ou la nuque.

Le Fort et Boucheron recommandent surtout de faibles courants de 2 petits éléments Trouvé, appliqués pendant des jours et même des semaines.

Le traitement des différentes formes de rétinites sera tout d'abord celui de la maladie qui les a provoquées (albuminurie, diabète, leucémie, etc.).

Quelques-unes présentent, en outre, des indications spéciales :

Pour les rétinites pigmentaires, bonne alimentation, verres fumés, strychnine. Lorsqu'il s'agit de lésions acquises, entreprendre le traitement mercuriel. Granclément a préconisé les injections d'antipyrine. Gunner et Dor auraient amélioré des rétinites pigmentaires par l'électrothérapie. Une rétinite syphilitique aurait aussi guéri par ce procédé.

Bénédikt a constaté des résultats heureux à la suite de l'emploi de la galvanisation du grand sympathique dans les névrites des tumeurs cérébrales.

Les rétinites brightiques seront améliorées par l'application de sangsues à la tempe, suivie d'un régime approprié : chlorure de calcium, lactate de strontium, régime déchloruré, lacté, hypoazoté, suivant les cas ; essayer les hypotenseurs, éviter les refroidissements. L'urotropine à la dose de o,5o semble agir efficacement.

Les rétinites avec albuminurie, dans le cours

de la grossesse nécessitent l'avortement, lorsqu'elles apparaissent dans les premiers mois. Il n'est pas indiqué d'intervenir à la fin.

Le traitement des maladies du nerf optique varie, suivant qu'il s'agit de la période congestive ou de la période d'atrophie.

Lorsqu'il y a congestion du nerf optique, faire de la révulsion locale ou générale : sangsues à la tempe ou à l'apophyse mastoïde, bains de pieds chauds, petits vésicatoires. Localement : injections sous-conjonctivales de cyanure ou d'eau salée. Lezenius fait faire des aspersions d'eau froide sur la tête du malade. Ce procédé agirait sur la circulation du nerf optique. Le malade doit être maintenu au lit dans une demi-obscurité. Repos visuel absolu. Dans les cas graves, essayer le traitement mercuriel sous forme de frictions. Pfluger fait mettre une vessie de glace sur la tête pendant la période aiguë. Employer l'iodure quand la névrite est de cause orbitaire.

En présence des névrites spécifiques, Morax recommande un traitement mercuriel énergique, sous forme d'injections intra-musculaires : 2 injections de 5 centigrammes de calomel par semaine, ou une injection d'huile grise à 40 o/o (1/4 de centimètre cube par semaine). Continuer ce traitement pendant plusieurs mois, puis espacer. En outre, repos visuel et général.

On peut remplacer cette médication par des injections intra-veineuses de cyanure d'hydrargyre à 1 o/o (un centimètre cube, c'est-à-dire un centigramme de sel par injection). Employer l'iodure de potassium à l'intérieur.

Cantonnet conseille de faire baigner chaque œil, deux fois par jour, pendant 10 minutes, avec une solution tiédie d'iodure de potassium à 1 o/o. Le salvarsan pourra être essayé.

Pour les névrites infectieuses, le traitement paraît peu efficace, et la guérison semble être la règle. Faire garder le repos à la chambre, et traiter l'état général. Pratiquer des ponctions lombaires si la névrite est bilatérale.

Pour les névrites avec rétinites, en dehors du traitement causal, Terrien recommande la sudation, le repos de l'œil dans une pièce peu éclairée, le port de verres fumés, des applications chaudes fréquentes, des sangsues à la tempe ou à l'apophyse mastoïde.

Le traitement de la névrite rétro-bulbaire consiste en sudations, iodure, strychnine, repos de l'organe, verres fumés. Traiter la cause.

Darier dit avoir très heureusement modifié des lésions de la choroïde, du nerf optique, des névrites rétrobulaires, avec des solutions de cyanure d'hydrargyre variant de 1/1000 à 1/5000, injectées sous la conjonctive. Chez un de ses malades, une injection de cyanure d'or à la dose de 1/1500, dont il avait injecté une demi-seringue, aurait donné de bons résultats. Toutes ces injections à forte dose sont généralement suivies d'une forte réaction, et Darier prescrit souvent une application de sangsues à la tempe, le soir même.

L'atrophie optique, dans les formes secondaires sera justiciable des applications chaudes, des verres fumés, de la strychnine, du courant continu, du traitement mercuriel employé avec prudence et de l'iodure de potassium. Le salvarsan, manié avec prudence, pourra être utile.

L'électrothérapie sous forme de courants continus a été employée avec succès. Leber recommande la galvanisation, à l'aide d'une électrode placée sur les paupières fermées, l'autre se trouvant à la partie supérieure de la nuque, pendant une durée variant de 10 à 30 minutes, avec un courant ne dépassant pas 2 milliampères, et en alternant la position des deux pôles toutes les 5 ou 10 minutes. Ne jamais dépasser 5 milliampères.

Eviter la lumière. Prescrire le port de verres fortement fumés, et la cessation à peu près absolue de tout travail oculaire. Faire des cures d'obscurité, d'une durée de 10 à 15 jours, répétées 2 ou 3 fois par an. Applications chaudes fréquentes. Iodure chez les artério-scléreux. La strychnine, sous toutes ses formes, est particulièrement indiquée. On la prescrira, soit en instillations biquotidiennes du collyre :

Sulfate de strychnine.   un à deux centigrammes.
Eau distillée bouillie.   .   10 grammes.

ou mieux, en injections sous-cutanées à la tempe. L'administrer à doses croissantes de un demi à un milligramme tous les 2 jours, puis tous les jours, enfin, 2 fois par jour, par séries d'une vingtaine d'injections (Marc Dufour et Gonin).

Mooren, au début de la période d'atrophie, fait prendre du nitrate d'argent en pilules.

Prescrire l'iodure chez les artério-scléreux.

Comme traitement général recommander une existence calme, éviter les excès, interdire l'alcool et le tabac, suivre un régime doux et fortifiant : œufs et lait, préparations phosphatées, lactate de zinc, ferrugineux, hydrothérapie, gymnastique modérée, séjour à une altitude moyenne (5oo à 1.ooo mètres).

Les affections du nerf optique dans les intoxications générales seront traitées par le repos absolu, à plat dans le lit, avec tête un peu abaissée, digitale, inhalations de nitrite d'amyle, injections de strychnine, bonne alimentation et séjour dans la montagne.

L'atrophie tabétique, au début, sera justiciable du traitement mercuriel, puis de la strychnine combinée avec le séjour dans l'obscurité.

Lorsque les lésions sont assez avancées, le traitement mercuriel peut être nuisible. Le salvarsan paraît même dangereux.

Les atrophies lentes seront traitées par les iodures combinées avec la strychnine et l'électricité.

Phlegmon oculaire métastatique.

Comme traitément : frictions mercurielles, collargol sous toutes ses formes, électrolyse, injections d'or, saignée et lavage de sang, abcès de fixation (térébenthine).

Localement : applications chaudes, émissions sanguines, atropine.

Si un œil seul est touché, ne l'enlever presque jamais.

DÉCOLLEMENT DE LA RÉTINE

Le décollement de la rétine est, peut-être, l'une des maladies dont le traitement donne le plus de déboires aux ophtalmologistes. Si quelques décollements traumatiques guérissent avec une légère diminution de la vision, le plus grand nombre aboutit fatalement, au décollement total et à l'atrophie du globe oculaire. Il est cependant indispensable de ne pas laisser sans traitement les malheureux malades atteints de cette affection, et de tenter les dernières chances qui leur restent de conserver un peu de vision.

Quand on se trouve en présence d'un *décollement récent*, le traitement classique consiste à prescrire le repos complet, des révulsions locales et à distance. On a cité quelques succès souvent passagers, mais, la plupart du temps, la maladie suit son évolution normale et aboutit tôt ou tard à la cécité.

Dehenne et Bailliart conseillent le repos au lit, la tête horizontale pendant un temps variant de 15 jours, au moins, à 6 semaines, au plus. Par ce procédé seul, ils auraient constaté quelquefois la réapplication de la rétine. Ils recommandent de grandes précautions pour le lever, la suppression pendant plusieurs semaines des sorties en voiture ou en chemin de fer et préfèrent la marche à pied qu'ils considèrent comme moins mauvaise. Ils emploient des injections sous-conjonctivales faites, loin du limbe, avec la solution :

Chlorure de sodium . . .   1 gramme.
Acoïne. . . . .   trois centigrammes.
Eau distillée. . . . .   20 grammes.

répéter ces injections 3 fois par semaine.

On peut instiller en même temps un collyre à la dionine à 5 o/o.

Ils recommandent le traitement mercuriel longtemps prolongé, en particulier le cyanure de mercure en injections intra-veineuses.

Dor dit avoir eu des cas de guérison avec la tuberculine. Il emploie, comme autre procédé, les injections sous-conjonctivales du liquide suivant :

Chlorure de sodium . . . . . . 5 grammes.
Carbonate de soude
Sulfate de soude
Sulfate de potasse   } ãã. . . . o ^{gr} 40
Phosphate de soude
Eau distillée, Q. S. pour 20 grammes.

Injecter une pleine seringue dans la capsule de Tenon, entre les muscles droits inférieur et externe.

Il fait également des injections sous-conjonctivales avec de la teinture d'iode à 1 pour 500, répétées à 7 ou 8 jours d'intervalle et des pointes de feu superficielles.

Pour les décollements récents on peut essayer la ponction sclérale qui a parfois réussi, mais, le plus souvent, le recollement ne s'est pas maintenu et le résultat final a été désastreux.

Deutschmann a préconisé la dilacération souvent répétée du corps vitré pour supprimer les adhérences, puis il injecte, pour en compenser la diminution de volume, du corps vitré de lapin, trituré et délayé dans de l'eau salée. Cette méthode aurait donné de bons résultats surtout dans les décollements anciens. Elle lui aurait fourni 23 o/o de succès, mais elle est d'une application difficile, longue et hardie.

Abadie emploie l'électrolyse avec une aiguille spéciale. D'après le Docteur Maraval d'Oran, l'électrolyse agirait favorablement, elle serait sans danger en employant un courant de 5 milliampères qui aurait une action favorable sur la nutrition de l'œil. On pourrait la renouveler plusieurs fois, à quelques jours d'intervalle. Il est indispensable de n'employer que des lames d'or ou de platine iridié.

Darier donne les conseils suivants :

Pour un *décollement traumatique* le repos au lit avec un simple bandeau compressif et l'application de 2 ou 3 sangsues à la tempe, s'il y a hémorragie; puis, si le décollement persiste, injections sous-conjonctivales de chlorure de sodium à 2, 4 jusqu'à 20 o/o. Pour le décollement, suite de lésions intraoculaires, mettre des sangsues si hémorragie, puis injections et massage.

Dans le cas de choroïdite exsudative, s'il y a syphilis, employer le mercure en injections intraveineuses et sous-conjonctivales.

Dans les autres choroïdites, les injections sous-conjonctivales de cyanure d'hydrargyre donneraient de bons résultats.

Pour les *décollements myopiques*, repos au lit prolongé, injections de chlorure de sodium à 2, 4 jusqu'à 10 o/o, puis injections de cyanure de mercure à 1/5000, puis 1/3000, puis 1/2000, sangsues, ventouses scarifiées, pointes de feu sur la sclérotique, sudation par la pilocarpine. Les miotiques paraissent peu utiles. Ne pas employer de bandeau compressif. On peut essayer la ponction simple combinée avec une injection sous-conjonctivale forte dans le cas où le recollement ne se fait pas.

Si l'on veut essayer la *ponction électrolytique*, laisser agir un courant de 4 à 5 milliampères pendant 2 ou 3 minutes, en terminant par un courant atténué et en retirant lentement l'aiguille. L'opération doit être faite très progressivement, avec augmentation très douce du courant. Après, pratiquer une injection sous-conjonctivale, en arrière de la ponction avec la solution :

Chlorure de sodium. . 1 gramme.
Cyanure d'hydrargyre. cinq milligrammes.
Eau distillée. . . . . . 10 grammes.

Ajouter de l'acoïne immédiatement avant l'injection, car elle se trouble en raison de la concentration. Il est même préférable de l'injecter préalablement en laissant la canule en place. Injecter une pleine seringue de cette solution de cyanure. S'il se produit une réaction vive, mettre 2 ou 3 sangsues à la tempe et instiller de l'atropine s'il y a de l'iritis ou de l'inflammation interne. Faire des frictions mercurielles autour de l'orbite, puis des injections plus diluées. Si le recollement se fait partiellement, tenter de nouvelles électro-lyses lorsque les phénomènes inflammatoires auront cessé. Employer parallèlement les sang-sues, les pointes de feu, la sudation. Si au bout d'un mois aucune amélioration ne se produit, faire des injections intra-vitréennes d'après la méthode de Deutschmann. Si l'œil est désorganisé, toute intervention est inutile.

INDICATIONS AU SUJET DU TRAITEMENT DES MANIFESTATIONS OCULAIRES DE QUELQUES MALADIES DU SYSTÈME NERVEUX

L'œil, étant en quelque sorte un prolongement du cerveau, peut être intéressé lorsque cet organe est lésé. Lorsqu'il s'agit d'une manifestation locale d'une affection nerveuse bien déterminée, le traitement se confondra avec celui de cette affection et il ne semble pas utile d'en parler ici. Nous envisagerons donc surtout ce qui se rattache plus particulièrement à la thérapeutique oculaire.

Asthénopie.

Contre l'asthénopie accommodative ou musculaire, Jacqueau emploie un collyre au formiate de soude variant du 1/30 à 1/50, à instiller 3 fois par jour dans les deux yeux. On peut le remplacer par un collyre à la strychnine à la dose de un à cinq centigrammes pour 10 grammes d'eau :

2 gouttes matin et soir. Ce collyre rend des services, mais doit être employé avec prudence.

Fuchs traite l'asthénopie nerveuse par la suggestion et l'emploi des verres de $+$ o,5o ou $+$ o,25 comme le font les oculistes américains. Il corrige les vices de réfraction et les troubles musculaires, fait reprendre régulièrement le travail et prescrit des douches tièdes sur les yeux. Si ce traitement ne suffit pas, il fait lire son malade jusqu'à la fatigue, puis applique un courant galvanique (anode sur l'œil, 2 à 3 milliampères pendant 5 minutes sur chaque œil). Le traitement est répété journellement, et le malade peut lire de plus en plus longtemps. La guérison est certaine si ce traitement est suivi régulièrement.

Migraine ophtalmique.

Le docteur Neustaetter de Munich s'est servi avec succès du validol (valérianate de menthol) contre le scotome scintillant. Il en fait prendre 20 gouttes sur un morceau de sucre, au début des accès. On peut doubler la dose en espaçant de 5 à 10 minutes. Ce médicament est inoffensif et ne donne pas de phénomènes d'intolérance.

Amblyopie toxique.

Suppression de l'alcool et du tabac, injections à la tempe de un milligramme de strychnine, iodure de potassium à la dose de o,5o à 1 gramme. On a recommandé l'emploi du nitrite d'amyle

qui aurait une action très énergique. Les miotiques, en particulier la pilocarpine, ont été également préconisés. Grandclément fait faire un
mélange à parties égales de vin de Colombo et de
sirop d'écorces d'oranges amères avec : soit des
gouttes amères de Baumé, soit de l'extrait de noix
vomique dans de l'eau de Seltz ou de l'eau miné-
rale. Laisser boire à volonté. Ce mélange agit à
la fois contre la soif, la gastrite, et les lésions du
nerf optique par la strychnine. Prescrire en même
temps des laxatifs et des diurétiques journa-
liers.

Paralysies musculaires.

Les paralysies de la musculature interne avec
dilatation pupillaire seront traitées par l'instillation, une ou deux fois par jour, de nitrate de
pilocarpine en collyre à 1/50 ou à 1 o/o, les
paralysies de l'accommodation par des verres
convexes, en soignant la cause.

Le traitement du ptosis consistera en électri-
sation locale, massages de la paupière, traitement
général par la strychnine. S'il n'y a pas d'amélioration au bout de 4 ou 5 mois, opérer.

Terson vante la grande efficacité du traitement
« dépuratif » mercuriel, arsenical, iodé combiné,
dans presque tous les cas de paralysies oculaires.

La strychnine peut être prescrite soit en
pilules :

> Sulfate de strychnine . . . . un milligramme.
> Quassine cristallisée . . . . un milligramme.
> Poudre de rhubarbe Q. S. pour une pilule.

deux à trois pilules par jour.
ou en solution :

> Sulfate de strychnine . . cinq centigrammes.
> Eau distillée . . . . . . 100 grammes.

une cuillerée à café aux deux principaux repas (soit
5 milligrammes de strychnine par jour).
Soit en injections sous-cutanées :

> Sulfate de strychnine. vingt-cinq centigrammes.
> Eau distillée bouillie. 125 grammes.

1 centimètre cube de cette solution contient
2 milligrammes de sulfate de strychnine. Commencer à injecter 1/2 milligramme, puis 1 milligramme, soit à l'avant-bras, soit à la tempe
(Scrini). On peut également employer la teinture
de noix vomique (de 5 à 20 gouttes par jour).

Blépharospasme.

Contre le blépharospasme qui ne reconnaît pas
pour cause une irritation oculaire ou une réaction
de défense, on a essayé les injections de morphine, de cocaïne, les courants continus, les
injections d'alcool au point d'émergence du
facial, des moyens chirurgicaux : section ou arra-

chement des nerfs sus ou sous-orbitaires, du nasal (Badal), les élongations du facial, la suspension (de Wecker). Gayet conseillait la dilatation forcée avec un écarteur palpébral puissant laissé en place quelques minutes. Chez les enfants, essayer d'abord les douches froides, glacées et fortes sur les paupières fermées, ou bien, suivant une pratique ancienne, immerger brusquement la figure de l'enfant dans une cuvette d'eau froide et l'y maintenir jusqu'à suffocation imminente. Chez le vieillard, essayer les applications répétées de moxas derrière les oreilles. Dans les formes graves, l'anastomose spino-faciale a parfois réussi.

Le traitement du nystagnus est purement médical : verres correcteurs des amétropies, extraction de la cataracte, gymnastique oculaire. Cessation du travail souterrain chez les mineurs.

Traitement hydrominéral.

Bourbon-l'Archambault et Néris favorisent la guérison des paralysies oculaires. Cette dernière localité rend de grands services aux malheureux que tourmentent les douleurs tenaces du zona ophtalmique.

Les tabétiques atteints de paralysies oculaires et d'atrophie de la papille devront tenter de Lamalou qui ne semble avoir quelque efficacité que si on les y envoie dès les premiers symptômes reconnus, de très bonne heure.

Les femmes névropathes qui ont de l'entéro-colite membraneuse et de l'asthénopie sont soulagées à Plombières.

Les névrites optiques syphilitiques seront plus spécialement envoyées à Uriage.

QUELQUES MÉTHODES D'ANESTHÉSIE LO-CALE POUR DES INTERVENTIONS IMPOR-TANTES.

Pour l'exentération et l'énucléation, *Mende* emploie la technique de Siegrist modifiée : faire 4 instillations de cocaïne à 2 o/o à laquelle on ajoute quelques gouttes d'adrénaline, puis deux injections rétrobulbaires de 2 centimètres cubes d'une solution de novocaïne à 1 o/o additionnée de 20 gouttes d'adrénaline au millième pour 5 grammes de solution. Les injections rétrobulbaires sont faites en dehors et en dedans du globe et un peu au-dessus du muscle droit. Dans l'énucléation, on fait en outre une injection sous-conjonctivale de 1 centimètre cube dans la région d'insertion tendineuse. Si l'on se sert d'une solution à 1 o/o de novocaïne adrénaline, on attendra 10 minutes. Avec une solution à 2 o/o on n'attendra que 5 minutes. Cette solution à 2 o/o sera employée chez les sujets jeunes et vigoureux ; la solution à 1 o/o conviendra aux sujets âgés.

Reinflet recommande l'emploi de novocaïne à 1 o/o dans tous les cas où il faut énucléer un œil, même si cet œil est enflammé. Il insiste pour que l'on emploie une solution fraîche et active, c'est-à-dire non altérée par le temps ou par une stérilisation à température élevée. Il faut employer une solution étendue (1 o/o), injecter une quantité assez abondante (4 centimètres cubes), attendre très patiemment 30 minutes après les premières injections. Il faut d'abord commencer par instiller de la novocaïne. Cinq minutes après, on pratique sous les muscles 4 injections de novocaïne (1/2 centimètre cube). On attend une dizaine de minutes et l'on fait une deuxième série d'injections, celles-ci profondes, au moyen d'une aiguille longue de 5 centimètres et incurvée à son extrémité. L'aiguille est enfoncée profondément en contournant le globe, et l'injection est poussée dans la région rétro-bulbaire. Enfin on attend encore une vingtaine de minutes avant de commencer l'opération.

Voici la formule de la solution employée :

Novocaïne. . . . . . . vingt-cinq centigrammes.
Adrénaline à 1/1000. cinq gouttes.
Sérum physiologique. 20 cc.

L'anesthésie et l'hémostase sont parfaites.

Dans un cas d'exentération de l'orbite pour sarcome mélanique, chez une femme de 65 ans, *Seidel* a employé la novocaïne. Il s'est servi d'une seringue de 2 centimètres cubes, munie d'une aiguille longue et droite de calibre moyen. Comme liquide d'injection : à 10 centimètres cubes d'une solution de novocaïne à 1 o/o dans du sérum physiologique, il ajoute 5 gouttes d'adrénaline au millième. L'injection est faite suivant le trajet des nerfs sensitifs de l'orbite : 2 centimètres cubes à la partie supérieure, inférieure et nasale de l'orbite, 4 centimètres cubes du côté temporal. L'opération fut commencée 28 minutes après l'injection, dura 17 minutes avec hémorragie modérée et sans aucun autre trouble qu'un léger mal de tête.

Le même auteur pour l'extirpation du sac lacrymal emploie la technique suivante : la totalité du liquide employé est de 2 centimètres cubes de mélange novocaïne adrénaline à 2 o/o (5 gouttes d'adrénaline à 1/1000 pour 10 centimètres cubes de novocaïne à 2 o/o). Emplir le sac avec cette solution, et, après l'avoir vidé, faire deux injections, une supérieure et une inférieure ayant pour but d'interrompre la conduction des nerfs sortant par les trous éthmoïdaux et de produire l'anesthésie de la muqueuse nasale antérieure, en même temps qu'une anémie de la région irriguée par l'artère ophtalmique.

Jocqs, lorsqu'il s'agit d'insensibiliser la conjonctive avant d'appliquer une pince à fixation, fait au niveau de l'endroit de fixation une injection sous-conjonctivale de 2 ou 3 gouttes de cocaïne.

TABLE DES MATIÈRES

E. GREVIN — IMPRIMERIE DE LAGNY

www.ingramcontent.com/pod-product-compliance
Ingram Content Group UK Ltd.
Pitfield, Milton Keynes, MK11 3LW, UK
UKHW021634170726
13836UKWH00005B/2185